AF263964

OBJEKTE DER BEGIERDE

Erotik, Kunst und die Ästhetik
der Sehnsucht

Für Nadja Flügel

Hans-Jürgen Döpp

Layout:
Baseline Co. Ltd
Ho-Chi-Minh-Stadt, Vietnam

ISBN: 978-1-64699-157-0

Gedruckt

OBJEKTE DER BEGIERDE

- Zur Erotik des Tastsinnes –

„Don't touch!" Doch nichts ist unnatürlicher als das traditionellerweise über Kunstausstellungen verhängte Verbot, Ausstellungsobjekte zu berühren. Gerade die Dreidimensionalität von Objekten und Skulpturen weckt das Verlangen, sie nicht nur über den Fernsinn des Auges, sondern auch mit dem Tastsinn der Hand zu „begreifen".

Das Berührungsverbot scheint einen merkwürdigen Reflex zur Folge zu haben. Unter der heiteren Überschrift „Kunstfolgenabschätzung: Amors Marmor" berichtete die Frankfurter Allgemeine am 23. Juni 2001 über eine bemerkenswerte Studie des Instituts für Psychoanalytische Psychiatrie in Rom. Eine Umfrage unter zweitausend Museumsbesuchern in Italien habe ergeben, dass der Genuss der Kunst die erotischen Sinne unmittelbar schärfe. Für mindestens jeden fünften Befragten zog die Liebe zur Statue und zum Bild eine Realsensation nach sich. Von „flüchtigen, aber intensiven erotischen Abenteuern" ist die Rede, von „amouröser Aufwallung" als direkter Folge, „unerwartete Experimente" einbegriffen. Selbst in bestehende Beziehungen sei das alte Prickeln zurückgekehrt. Von den Skulpturen Canovas, Berninis und Michelangelos scheint folglich eine aphrodisierende Wirkung auszugehen, die mit der idealistischen Philosophie, Kunst habe dem interesselosen Wohlgefallen zu dienen, nur schwer zu vereinbaren ist.

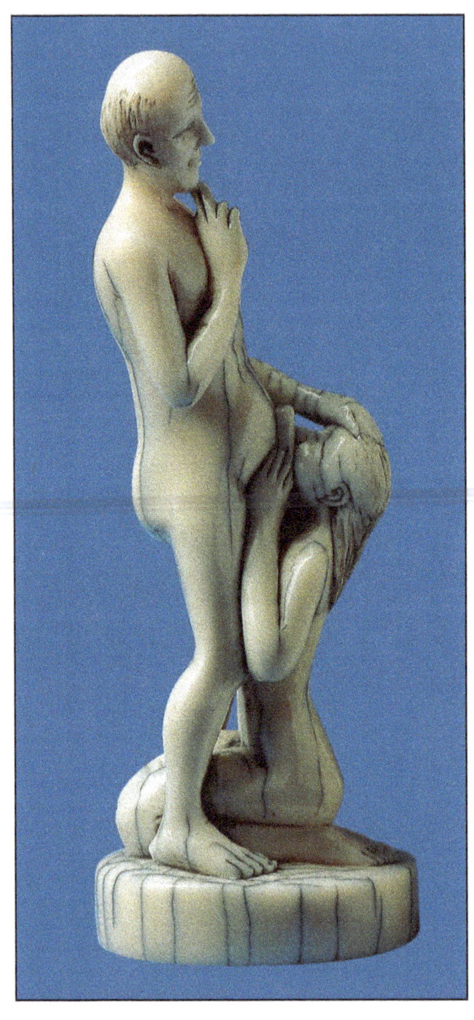

König und Läufer
Schachfiguren, Elfenbein.

Aber war nicht immer schon das Ambiente katholischer Kirchen mit seinen lieblichen Madonnen und nackten Märtyrern eine Schule der Sinnlichkeit? Sind folglich Museen und Kirchen gefährliche Stätten, weil sie einen Berührungshunger auslösen?

Zumindest werden uns nun die Fälle von Statuen-schändung

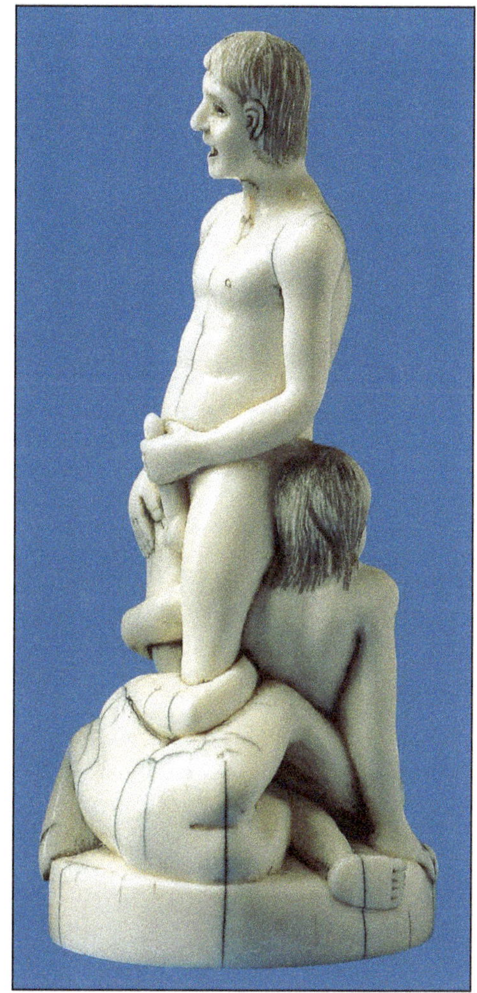

König und Läufer
Schachfiguren, Elfenbein.

verständlicher, von denen Krafft-Ebbing in seiner *Psychopathia Sexualis* berichtet. Er erwähnt die Geschichte eines jungen Mannes, der eine Venus von Praxiteles zur Befriedigung seiner Lüste missbrauchte; ferner den Fall des Clisyphus, der im Tempel zu Samos die Statue einer Göttin schändete, nachdem er an einer gewissen Stelle ein Stück Fleisch angebracht hatte. Aus „neuerer

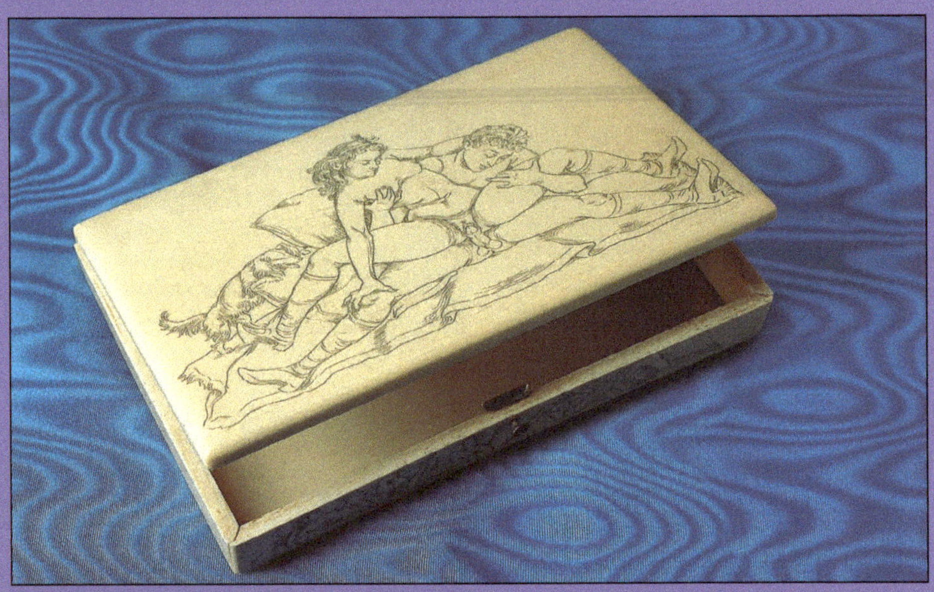

Zeit" (1877!) teilt er die Geschichte eines Gärtners mit, der sich in die Venus von Milo verliebt hatte und bei Koitusversuchen an dieser Statue erwischt wurde. Der Eindruck des Pathologischen und Abnormen wurde von Krafft-Ebing damals nicht in Frage gestellt.

(Der Autor erinnert sich heute ohne Scham, was er in jungen Jahren, zusammen mit seinen pubertierenden Freunden, bei nächtlichen Ausflügen einer im Park aufgestellten Figurengruppe von Georg Kolbe an taktilen Genüssen zu verdanken hat. Hier begann er, den erotischen Gehalt von Kunst zu „begreifen").

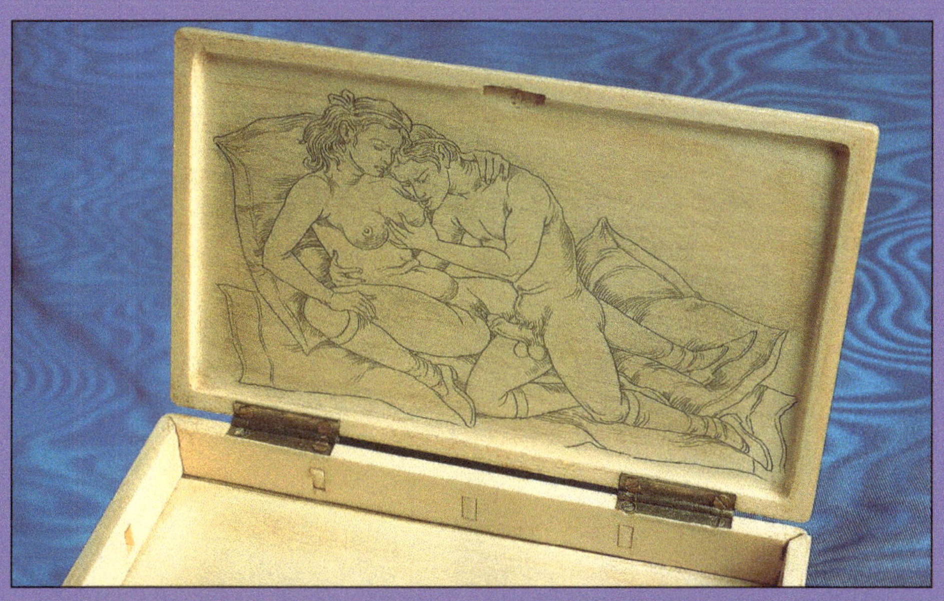

Unser Tastsinn ist zutiefst erotisch. Mantegazza nennt deshalb die geschlechtliche Liebe eine höhere Form des Gefühlssinns, und Iwan Bloch bezeichnet die Haut „als ein einziges Wollustorgan".
Ein gewisses Maß von Tasten ist für den Menschen zur Erreichung des normalen Sexualzieles unerlässlich. Schauen und Tasten sind normalerweise Handlungen, die den Geschlechtsverkehr einleiten und vorbereiten. Freud weist darauf hin, „welche Lustquelle einerseits, welcher Zufluss neuer Erregung andererseits durch die

Berührungsempfindungen von der Haut des Sexualobjekts gewonnen wird". Wenn auch der optische Eindruck der Weg bleibt, auf dem die libidinöse Erregung am häufigsten geweckt wird, so ist doch das Sehen in letzter Linie vom Tasten abgeleitet. „Das Geschlecht entblößt zu schauen geht auf eine als primär zu supponierende Lust, das Sexuelle zu berühren, zurück. Wie so häufig, hat das Schauen das Tasten hier abgelöst".

"Die neugierige Schwiegermutter"

polychromes Porzellan, Wien, 2. Hälfte des 19. Jh., für den Export nach Russland.

"Zärtliches Liebespaar"

polychromes Biskuitporzellan. Wien, Biedermeier.

Auch der Kuss gehört zu diesen erregenden Berührungsempfindungen. Freud bemerkt recht nüchtern dazu: „Eine bestimmte dieser Berührungen, die der beiderseitigen Lippen-schleimhaut, hat ferner als Kuss bei vielen Völkern (die höchstzivilisierten darunter) einen hohen sexuellen Wert erhalten, obwohl die dabei in Betracht kommenden Körperteile nicht dem Geschlechtsapparat angehören,

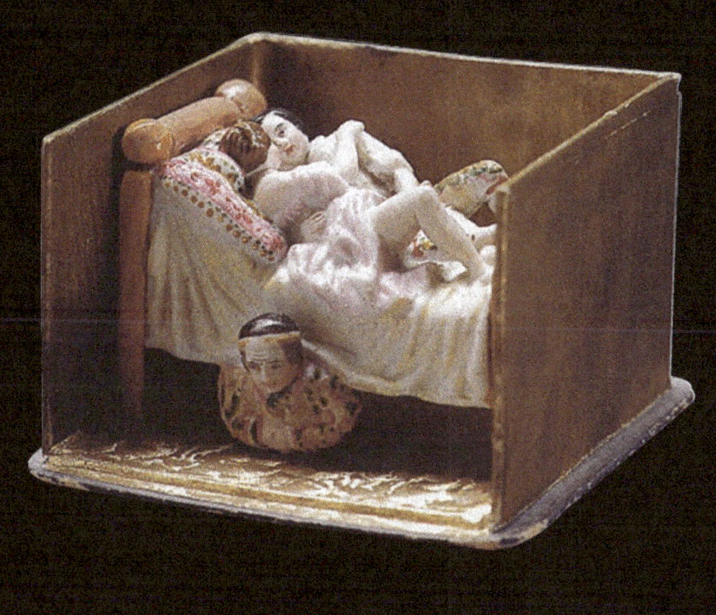

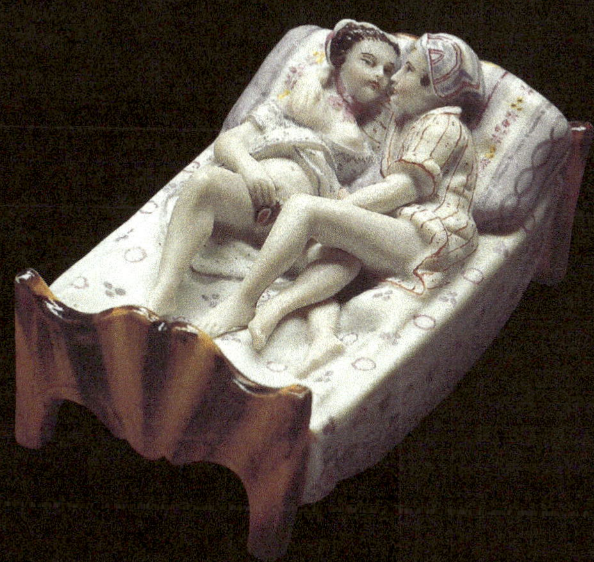

Zigarettenspitze aus Meerschaum und Bernstein

vermutlich aus Wien, im
Stil des Historismus,
zweite Hälfte des 19. Jh.

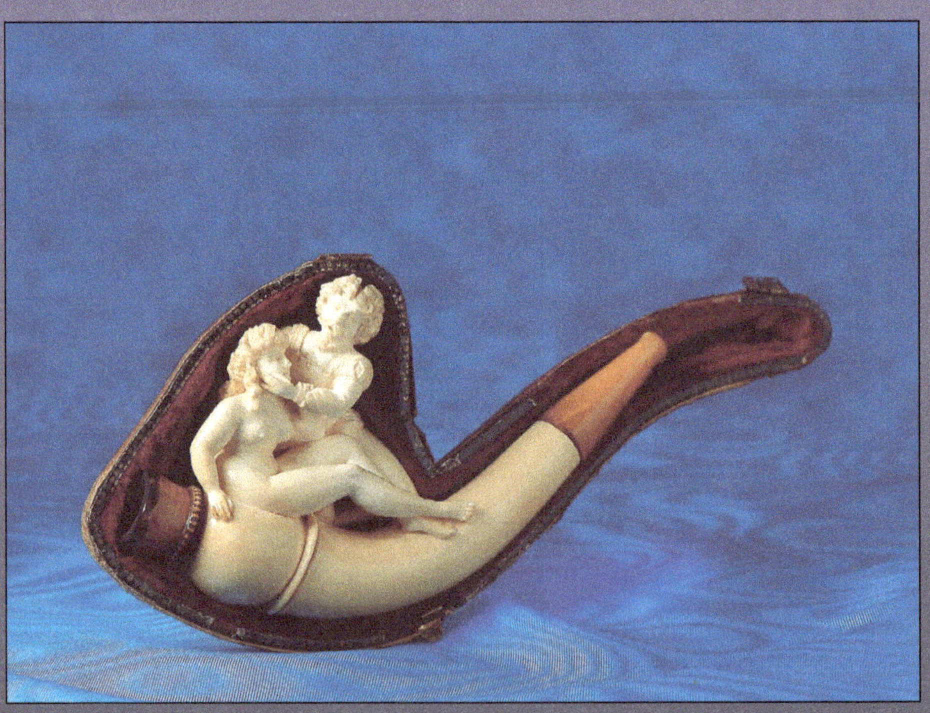

Zigarettenspitze
aus Meerschaum
Wien, Mitte 19. Jh.

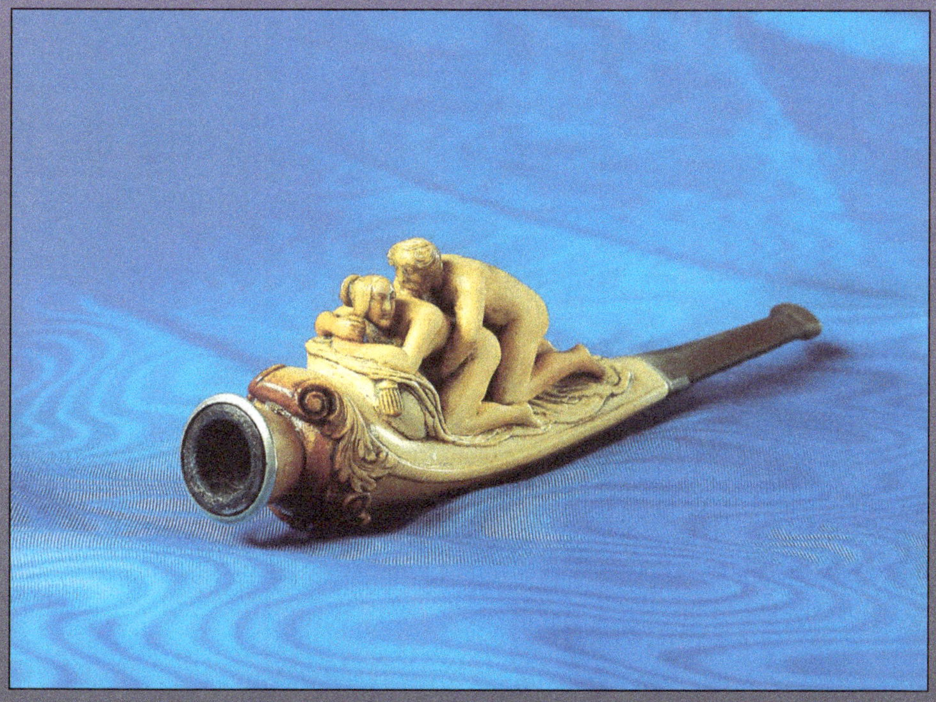

Ithyphallischer Minotaurus

Bronze des Münchener Gynäkologen Rudolf Rehbach (*1951), 1976.

Dame mit Hündchen

Terrakotta, bemalt, um 1920.

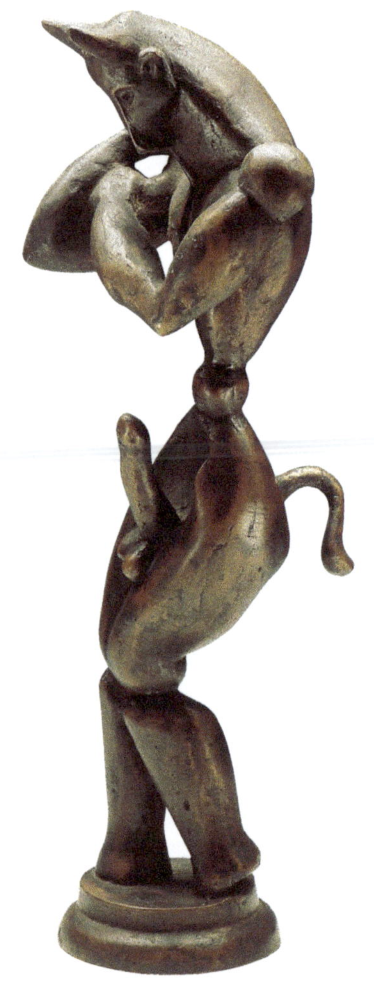

sondern den Eingang zum Verdauungskanal bilden". Ist nicht der Mund von Geburt an das erste Organ, das als erogene Zone auftritt? Berühren und Beschauen sind vorläufige, doch höchst intensive Sexualziele. Ein hübscher technischer Vergleich aus einem sittengeschichtlichen Werk der 1920er Jahre charakterisiert den Unterschied zwischen Gesichtssinn und Tastsinn: „Ist das Auge für den Menschen gewissermaßen die drahtlose Telegraphie der Liebe, so ist das Tastgefühl der elektrische

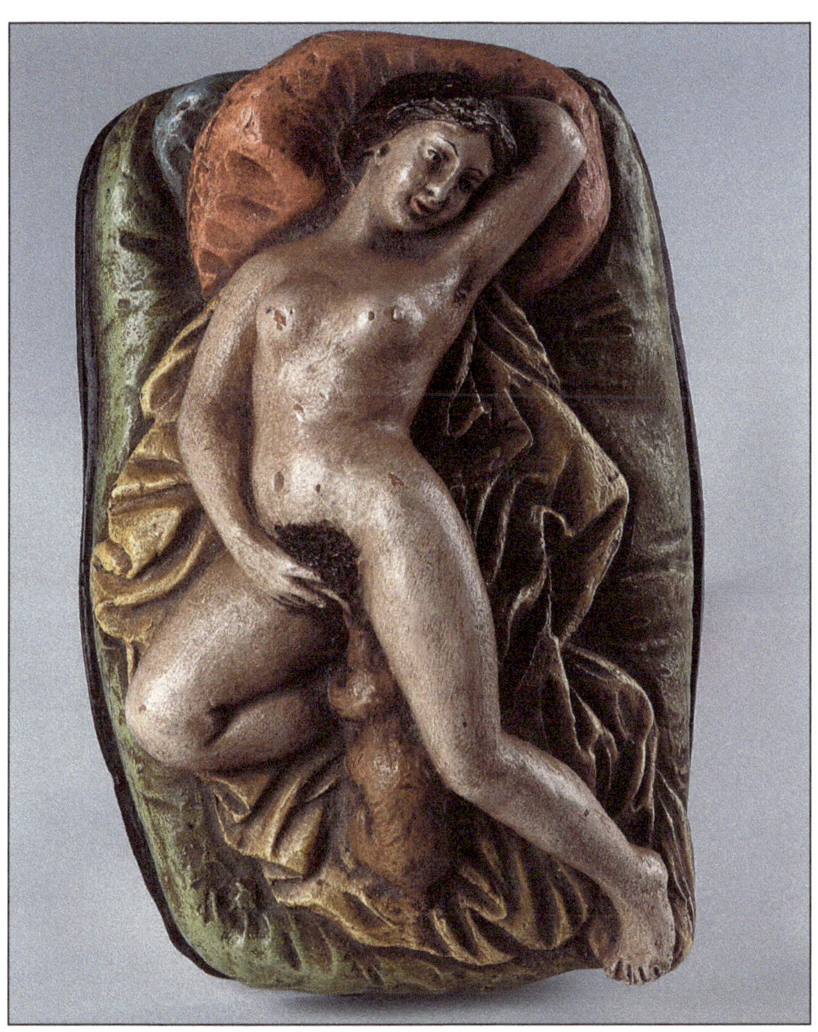

Kontakt, der den Neefschen Hammer (!) zum Schwingen bringt".

Dafür, wie sehr unter Liebenden körperliche Berührungen auch an den von den Geschlechtsteilen weit entfernten Stellen intensivste Erregungszustände auslösen können, gibt es in der Literatur unzählige Beispiele.

„Ach, wie mir das durch die Adern läuft," schreibt Goethes Werther, „wenn mein Finger unversehens den ihrigen berührt, wenn unsere Füße sich unter dem Tisch begegnen! Ich ziehe zurück, wie vom Feuer,

"Beglückung von hinten"

Elfenbeinmedaillon, Biedermeier, nach einem Gemälde von François Boucher (1703-1770), dem Lieblingsmaler Ludwigs XV.

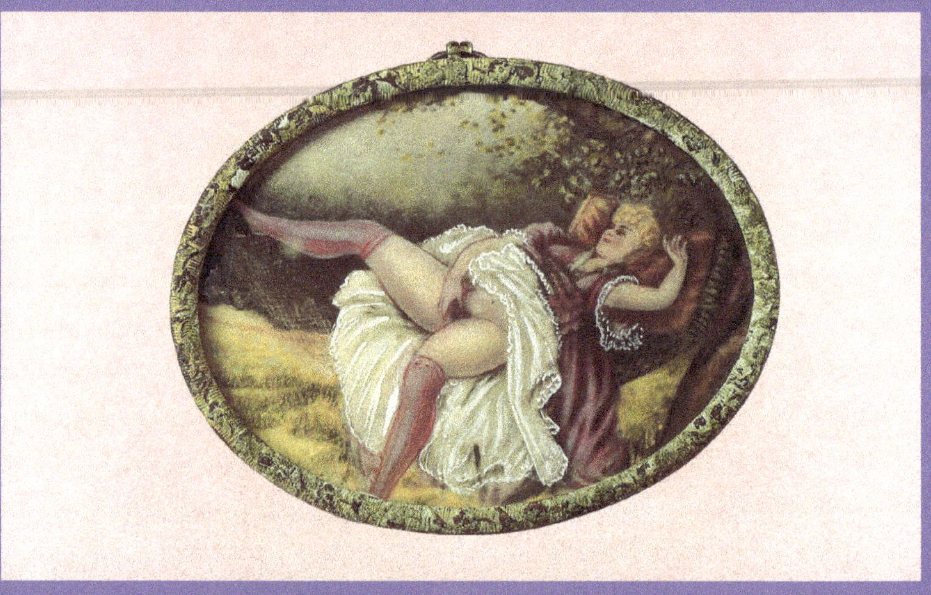

und eine geheime Kraft zieht mich wieder vorwärts – mir wird's so schwindelig vor allen Sinnen. – Oh! nur ihre Unschuld, ihre unbefangene Seele fühlt nicht, wie sehr mich diese kleinen Vertraulichkeiten peinigen. Wenn sie gar im Gespräch ihre Hand auf die meinige legt und im Interesse der Unterredung näher zu mir rückt, dass der himmlische Atem ihres Mundes meine Lippen erreichen kann. – Ich glaube zu versinken, wie vom Wetter gerührt!"

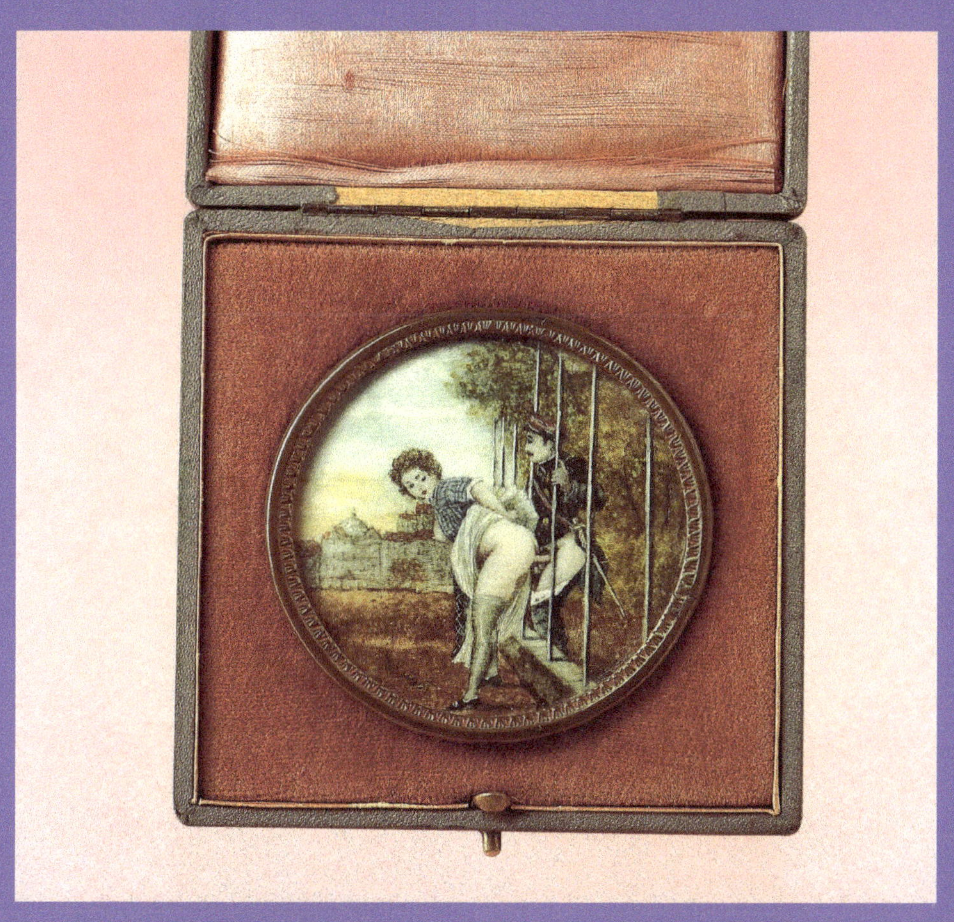

Ganz ähnlich wie Goethe beschreibt auch Rousseau in seiner *Neuen Heloise* die durch die bloße Berührung hervorgerufenen Lustempfindungen: „Kaum ruht ihre Hand auf der meinigen, so ergreift mich ein Schauer; das Spiel versetzt mich in Fieber, oder vielmehr in Unsinn; ich sehe, ich fühle nichts mehr...!"

Deutlich sexueller sind die Handgreiflichkeiten, die Voltaire in seiner *Pucelle* beschreibt:

Satyr und Nymphe auf Araberteppich beim Cunnilingus

Wiener Bronze von Bergman.

Liebespaar

Bronze von Casarotti.

„Und nun begann sich seine Hand
Allmählich zu verlieren
Und am Korsettchen Band für Band
Lustzitternd aufzuschnüren;
Und ach, was ward da nicht Befühlt,
Beguckt, begriffen und Durchwühlt,
Geküsst und lustrevieret.
Das war so voll, das war so Rund,
Das war so prall zu drücken,
Und rosenknospensüß dein Mund.
Mit Küssen abzupflücken!
Das wallt bald auf, das wallt Bald ab,
Drauf gleiten Blick und Hand Hinab
Zu schönen Lustgefilden".

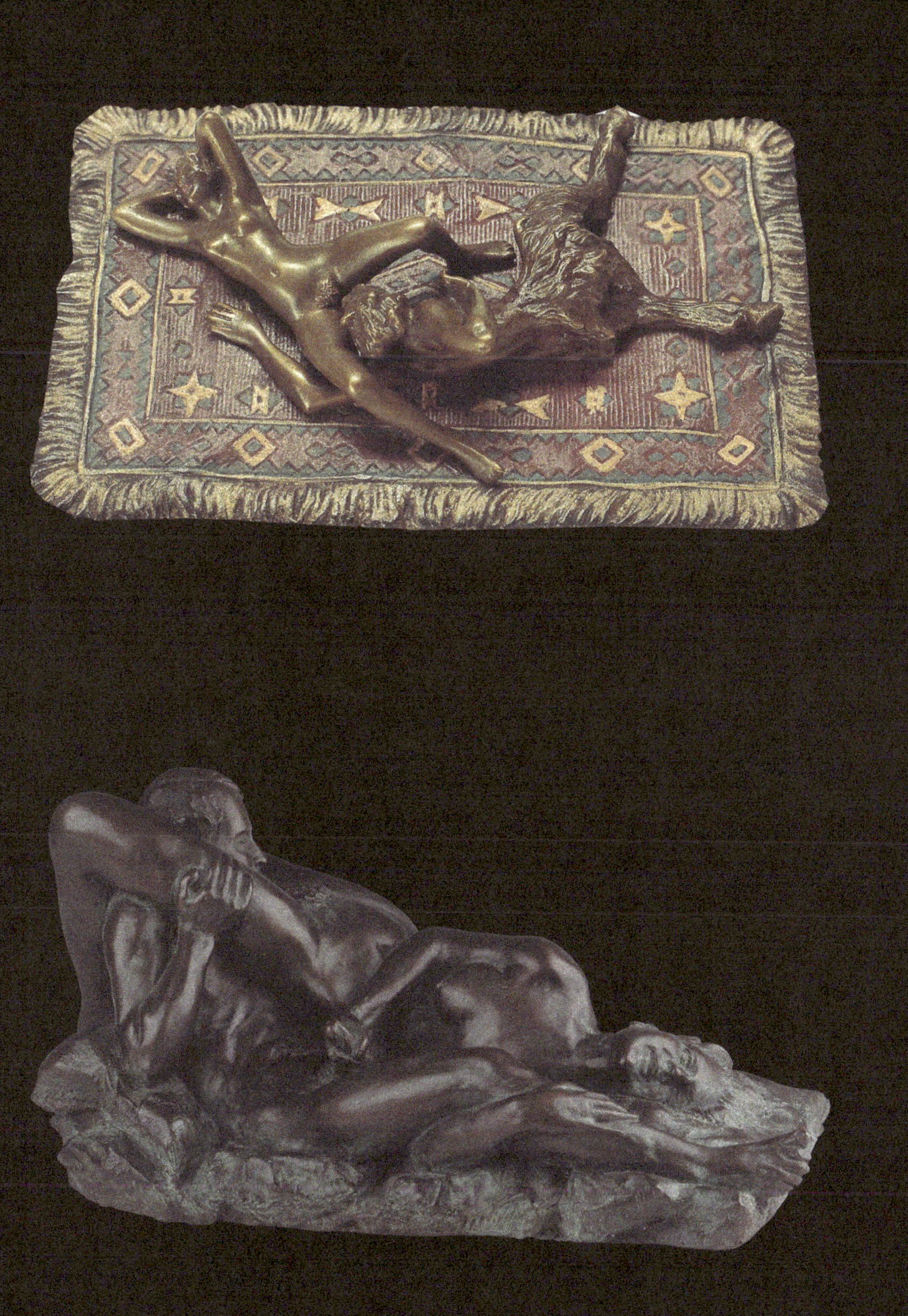

Kugeluhren
(oben und rechts)
Kugeluhren der Firma Doxa aus Le
Locle (Schweiz).
Gehäuse aus Neusilber
beziehungsweise Chinasilber. Die
Bemalung und der Umbau zur
Erotikuhr erfolgten erst in den
1880er Jahren in Budapest. Der Penis
bewegt sich im Sekundentakt.

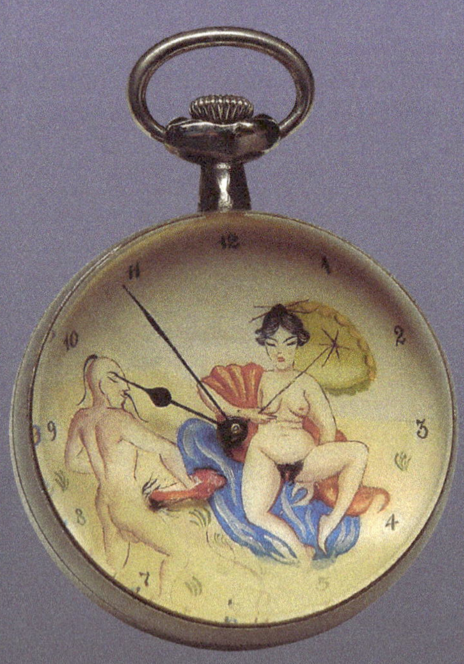

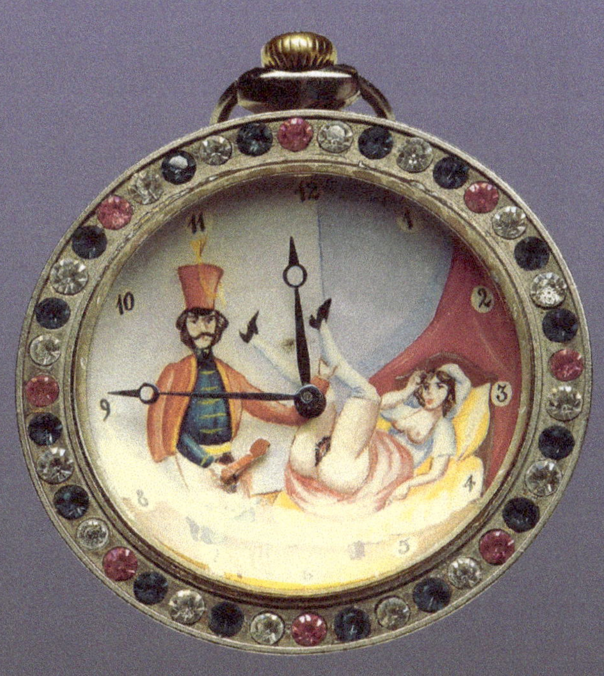

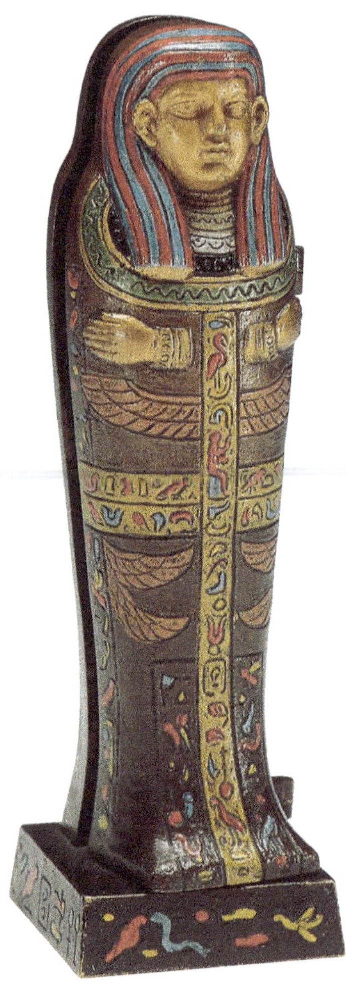

Ägyptischer Sarkophag mit Mädchen
(oben und links)
Franz Bergman, Bronze,
Wiener Jugendstil,
um 1905.

Die Hand folgt hier dem Blick, wie beim Kleinkind, das nach dem Apfel greift. Doch ist der Tastsinn im Vergleich zum Sehsinn nicht sekundär, sondern genetisch ihm vorhergehend. Küsse und Umarmungen, betasten und berühren sind primäre Erfahrungen der Lust.

Wie durch die Hand, so werden auch durch die Fußsohle taktile Reize ausgelöst, die sogar zum Orgasmus führen können.
In seinem Buch *Psychosexueller Infantilismus* beschreibt Stekel einen solchen Fall: Ein 34-jähriger Reisender mit ausgesprochener

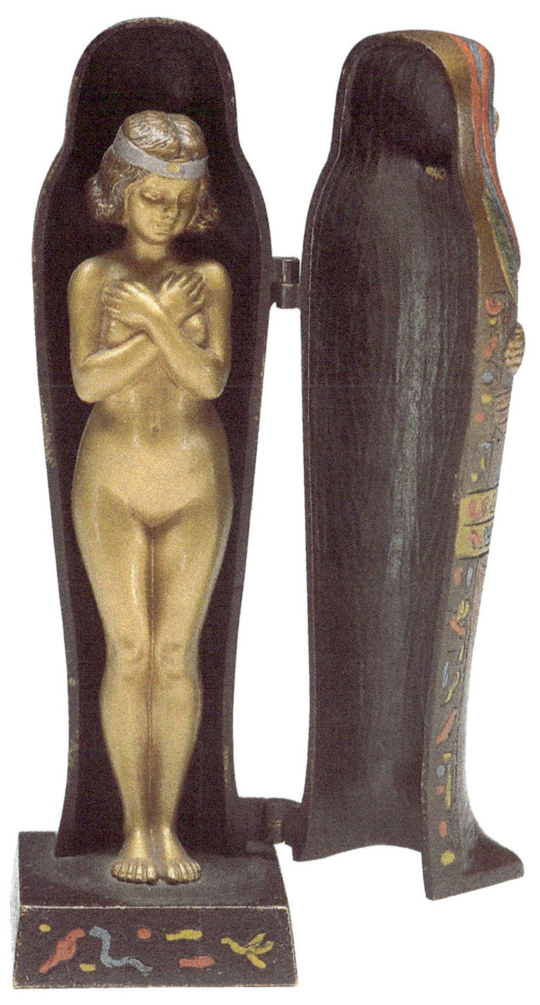

Hautsexualität ließ sich im Bordell am ganzen Körper kitzeln. Man fing beim Kopf an und arbeitete sich dann langsam bis zu den Fußsohlen vor, wo dann regelmäßig der Orgasmus eintrat. Kein Wunder also, dass, wie Havelock Ellis berichtet, bei den Feuerländern „für Koitieren und Kitzeln dasselbe Wort gebräuchlich ist".

Am russischen Zarenhof des 18. Jahrhunderts bestand sogar die Einrichtung der offiziellen Fußsohlenkitzlerinnen. Ihre einzige Pflicht war es, der Herrin

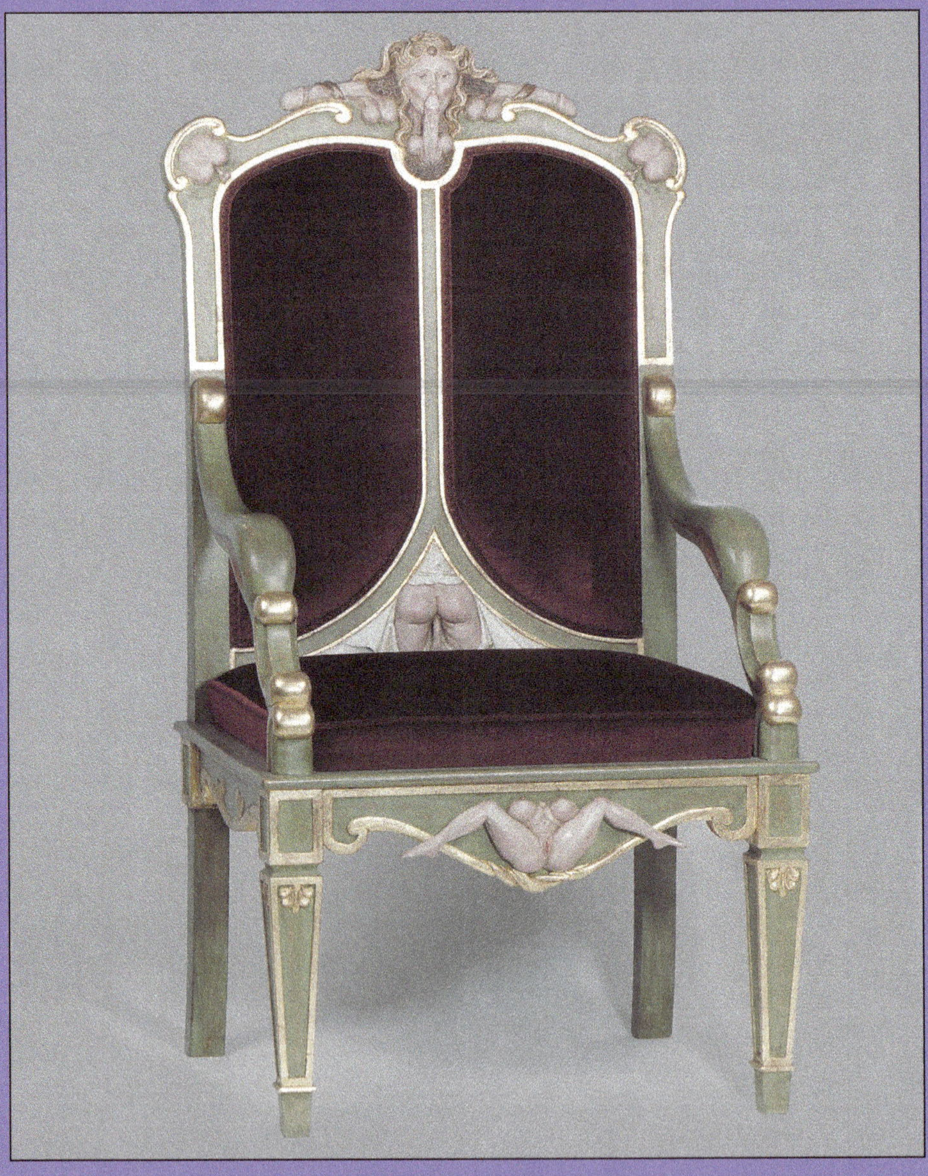

Stuhl

geschnitzt nach Photos
der Möbel aus dem
Besitze von Katharina der
Großen

"Pariser Bordell"

Mit seiner Installation "ein Bordell
wird eröffnet" protestierte der
französische Künstler Dominique
Larrivez gegen die inzwischen
historische Schließung der "maisons
closes" in Frankreich, die am 13.
April 1946 geschlossen wurden.

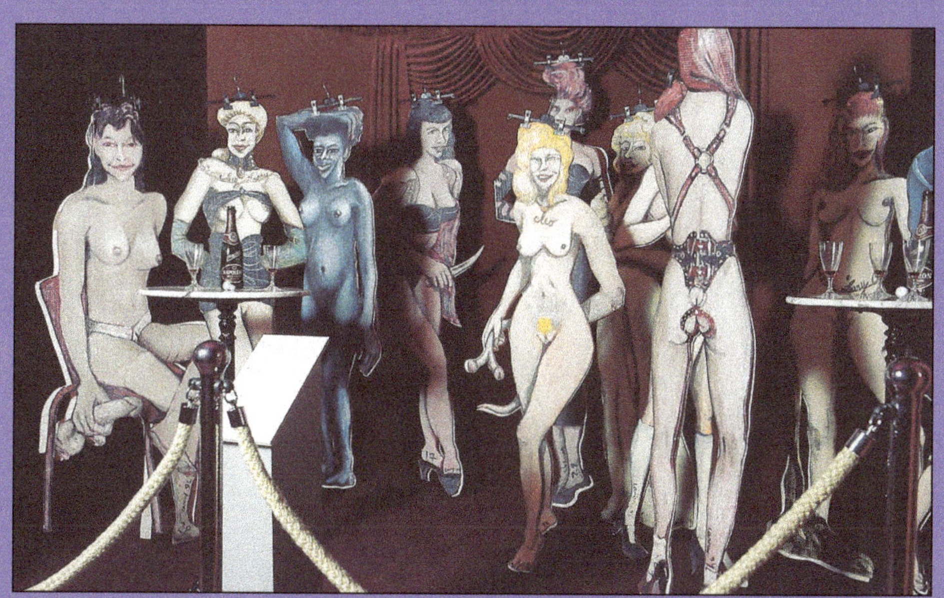

die Fußsohlen zu kitzeln, um ihr Wollust zu bereiten. Anna Iwanowna erhob dieses Amt, wie B. Stern in seiner Geschichte der öffentlichen Sitten in Russland berichtet, zu einer offiziellen Hofwürde. Die Regentin Anna Leopoldowna, die nach dem Tode der Zarin Anna Iwanowna für das Wickelkind Iwan die Herrschaft führte, hatte in ihrem Alkoven nicht weniger als sechs offizielle Fußsohlenkitzlerinnen, die der

---

Walrosszahn mit erotischer Gravur
19. Jahrhundert.

Fürstin um die Wette Vergnügen bereiteten. Dabei erzählten sie auch schlüpfrige Geschichten und sangen obszöne Lieder.
Nach dem Erfolg des Filmes *Die Vorleserin* wird immer häufiger die „Vorleserin" als erotische Dienstleitung inseriert; die Profession der Fußsohlenkitzlerin bleibt wieder neu zu entdecken.

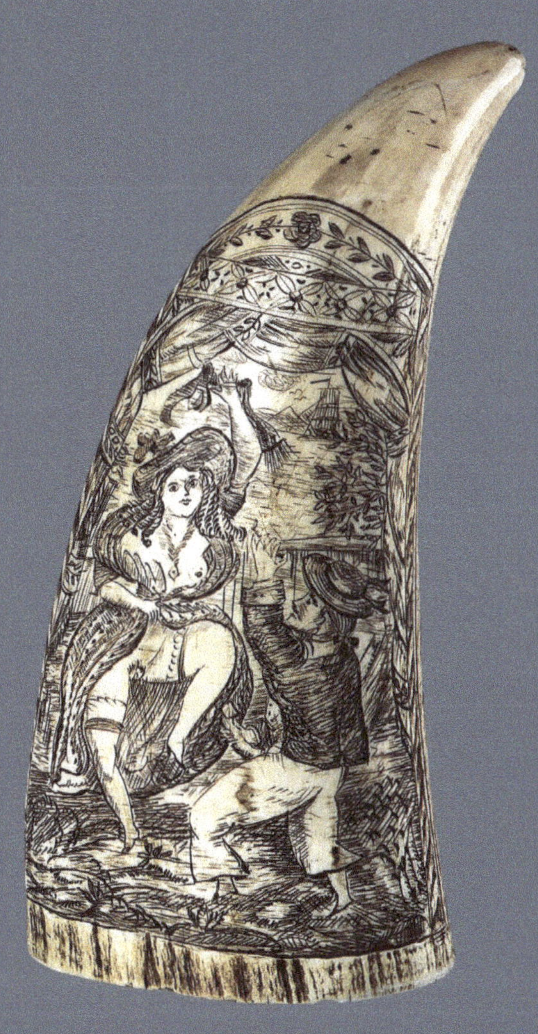

**Mann auf Riesen-
Penis reitend**
Bronze.

"Huldigung an Pan"
Gruppe aus Holz, mit Öl
bemalt. Süddeutschland,
18. Jh.

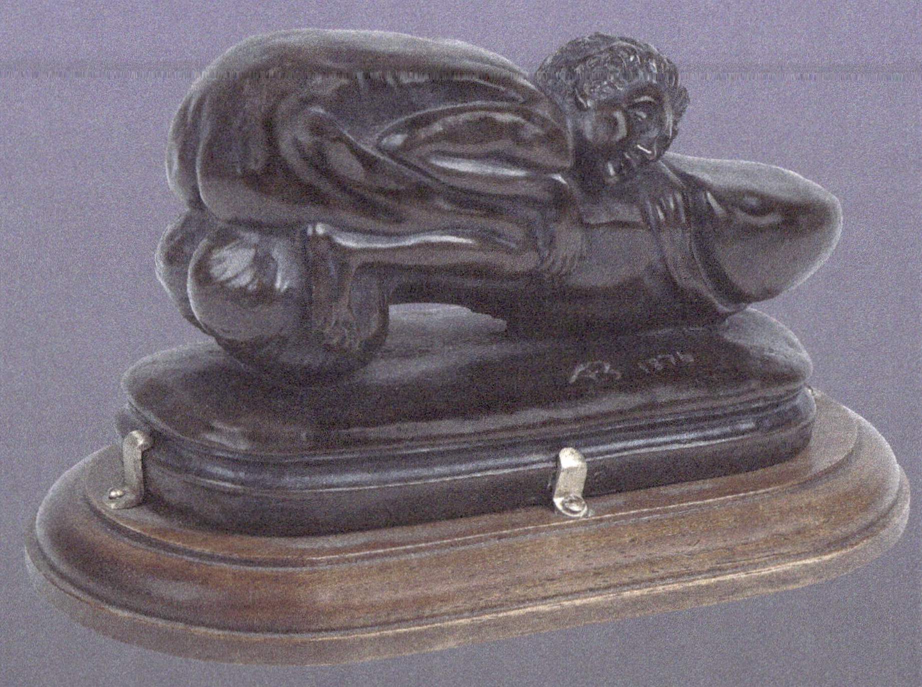

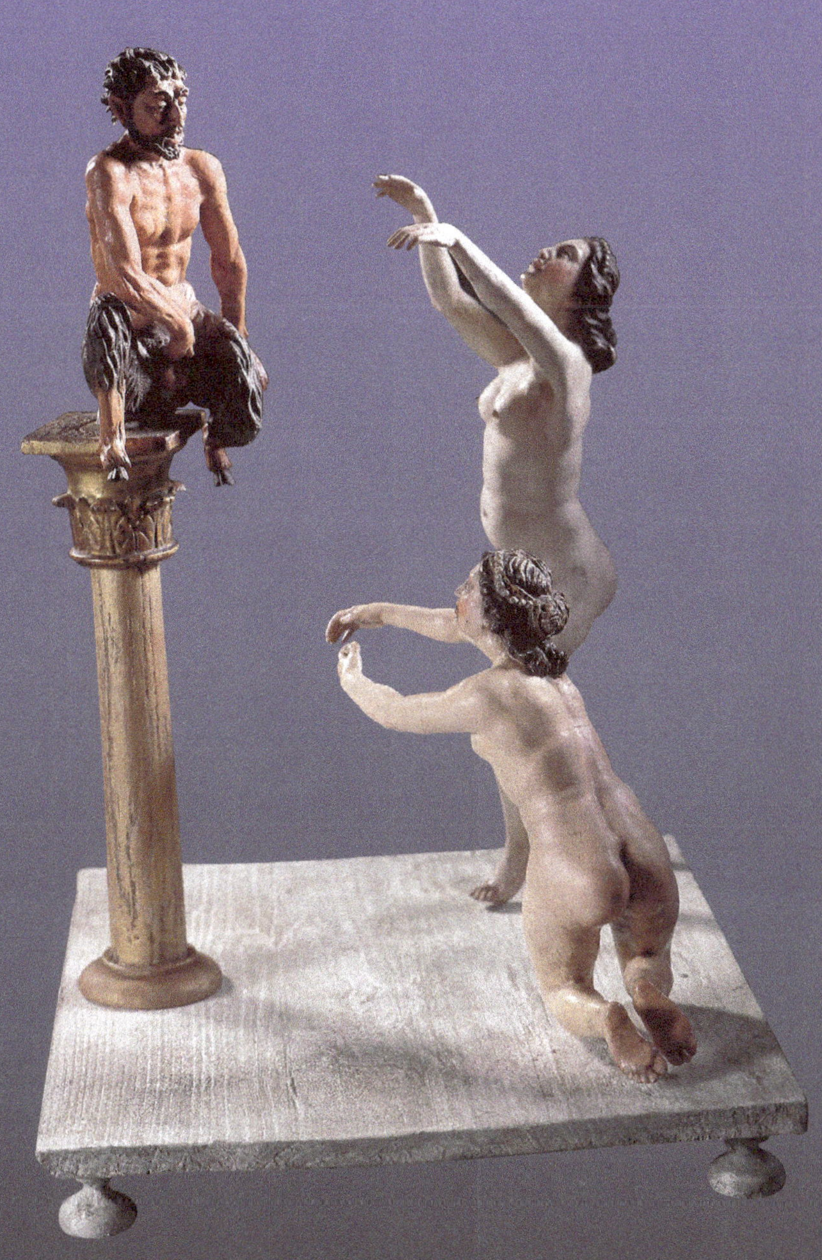

Liebespaar
nach einem Bronzeguss
von "Casarotti", 1910.

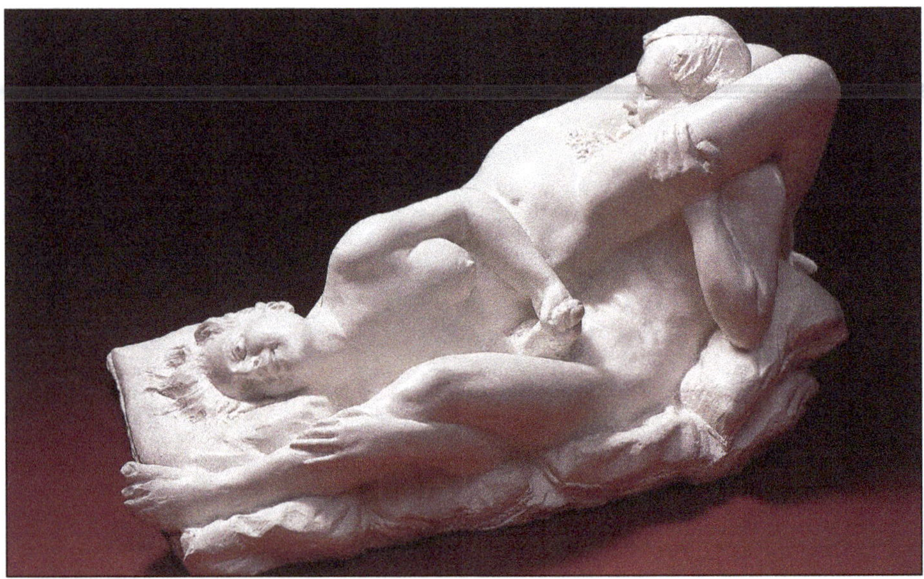

Die Haut ist ein einziges großes Wollustorgan. Zugleich ist sie der empfindliche Ort, an dem Strafen vollzogen werden. Diese reichen von der Auspeitschung über offene und verdeckte Brandmarkung bis zur tödlichen Häutung, wie sie Apoll am Satyr Marsyas vornahm. Die Haut ist folglich nicht nur ein Organ der Wollust, sondern auch des Schmerzes.

Wiener Bronze, um 1910.

Wiener Bronze, um 1910.
Arm beweglich, um
Blößen des Mädchens zu
verdecken.

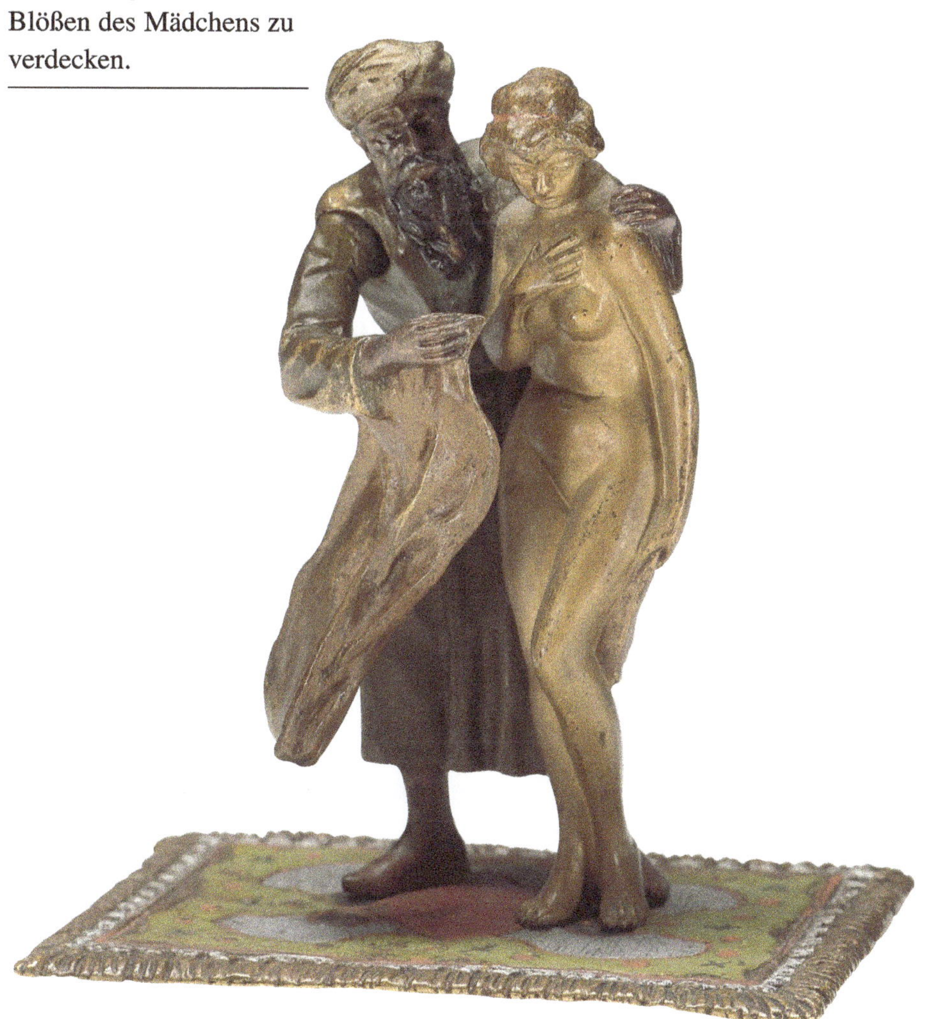

Erotisches Schatzkästchen

Es enthält drei elfenbeinerne Dildos sowie ein elfenbeinernes Cremedöschen.
Dieses fein gearbeitete Objekt konnte geschlossen in jedem bürgerlichen Haushalt unbemerkt auf der Anrichte stehen. Es stammt aus England und wurde in der zweiten Hälfte des 19. Jh. hergestellt.

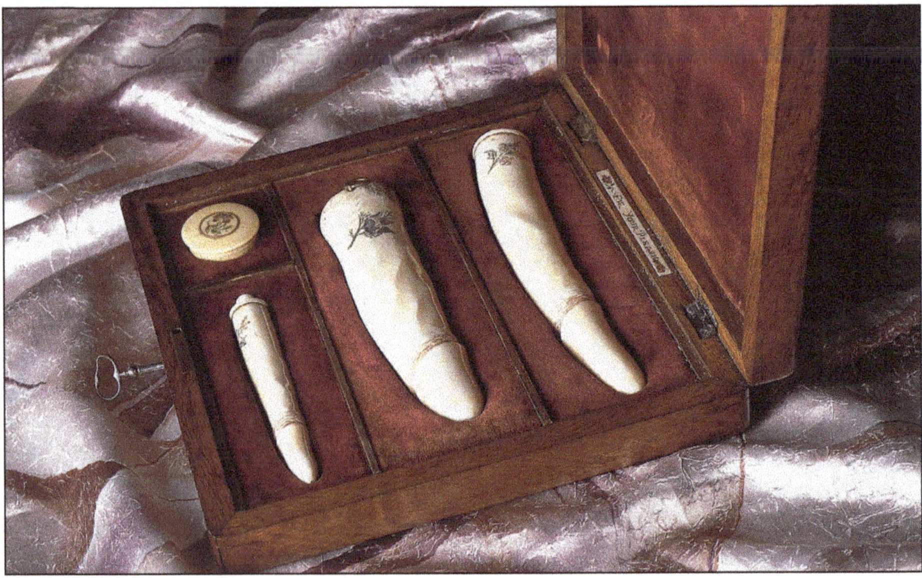

In seiner bedeutenden Studie *Körperkontakt* (1971) untersucht Ashley Montagu die Bedeutung der Haut für die Entwicklung des Menschen. Entgegen der geläufigen Annahme, dass Lernen hauptsächlich mithilfe von Augen und Ohren erfolgt, weist er darauf hin, dass ein großer Teil der elementaren Lernprozesse sich über die Haut vollzieht.

Schon beim Embryo entwickelt sich, lange bevor sich Ohren und Augen bilden, als Erstes der

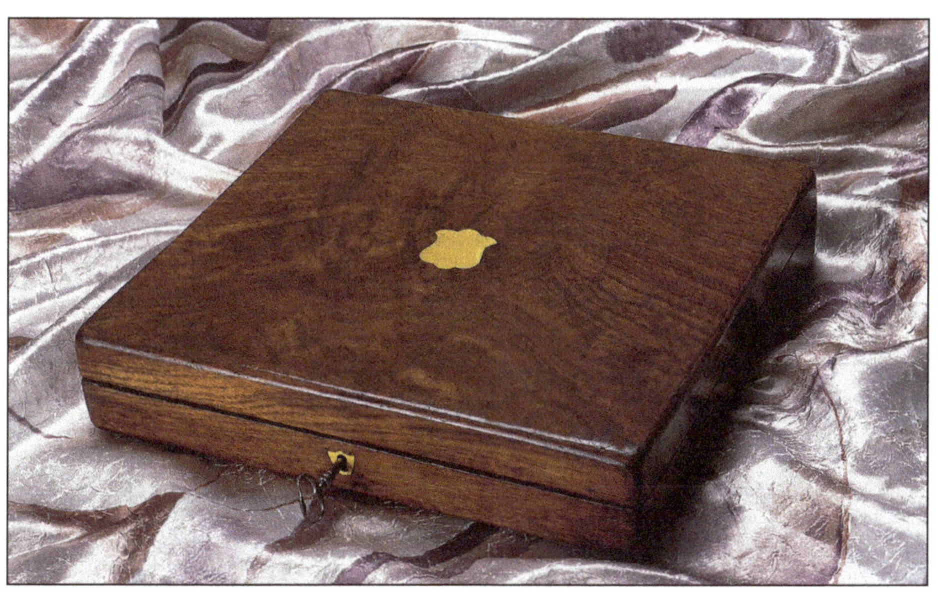

Tastsinn. Die Haut bleibt auch im Mutterleib für den Säugling das Organ, das den grundlegenden kommunikativen Kontakt mit der Umwelt sichert. So kann er unterscheiden, ob er von einer ihn liebenden oder ihm gegenüber gleichgültigen Person in den Arm genommen wird; ein Unterscheidungsvermögen, das wir auch als Erwachsene noch besitzen.

Durch die Erfahrung des Tastsinns lernt das Kleinkind allmählich, den Berührungen ihre entsprechende Bedeutung zu geben. Zärtlich, tröstlich: diese Adjektive haben ihren Ursprung in taktilen Erfahrungen und wären ohne solche vorgängigen Erfahrungen völlig bedeutungslos. So ist die Sprache des Tastsinns die früheste und

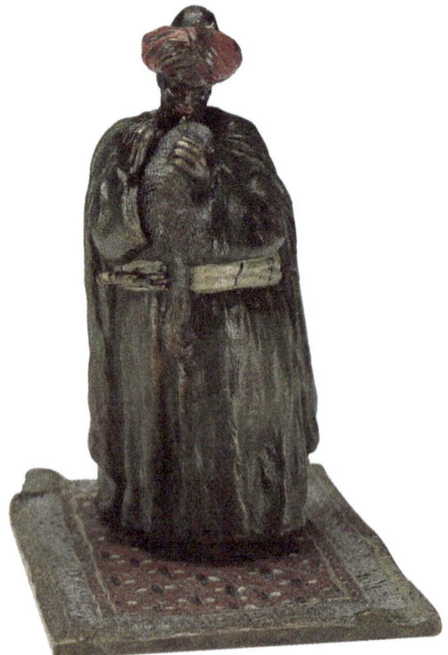

"Die Katze des Scheichs"

Skulptur aus der Araberserie von Bergman, Wien. Entwurf von Tiffany, New York.

daher haben auch viele Begriffe, Sätze und Redewendungen zur Bezeichnung unserer stärksten Gefühle ihren Ursprung in Tasterfahrungen.
Führt man sich vor Augen, wie vielfältig das Wort „touch" sprachlich verwendet wird, dann wird klar, dass diese Abwandlungen meist eine Erweiterung des „Berührens mit

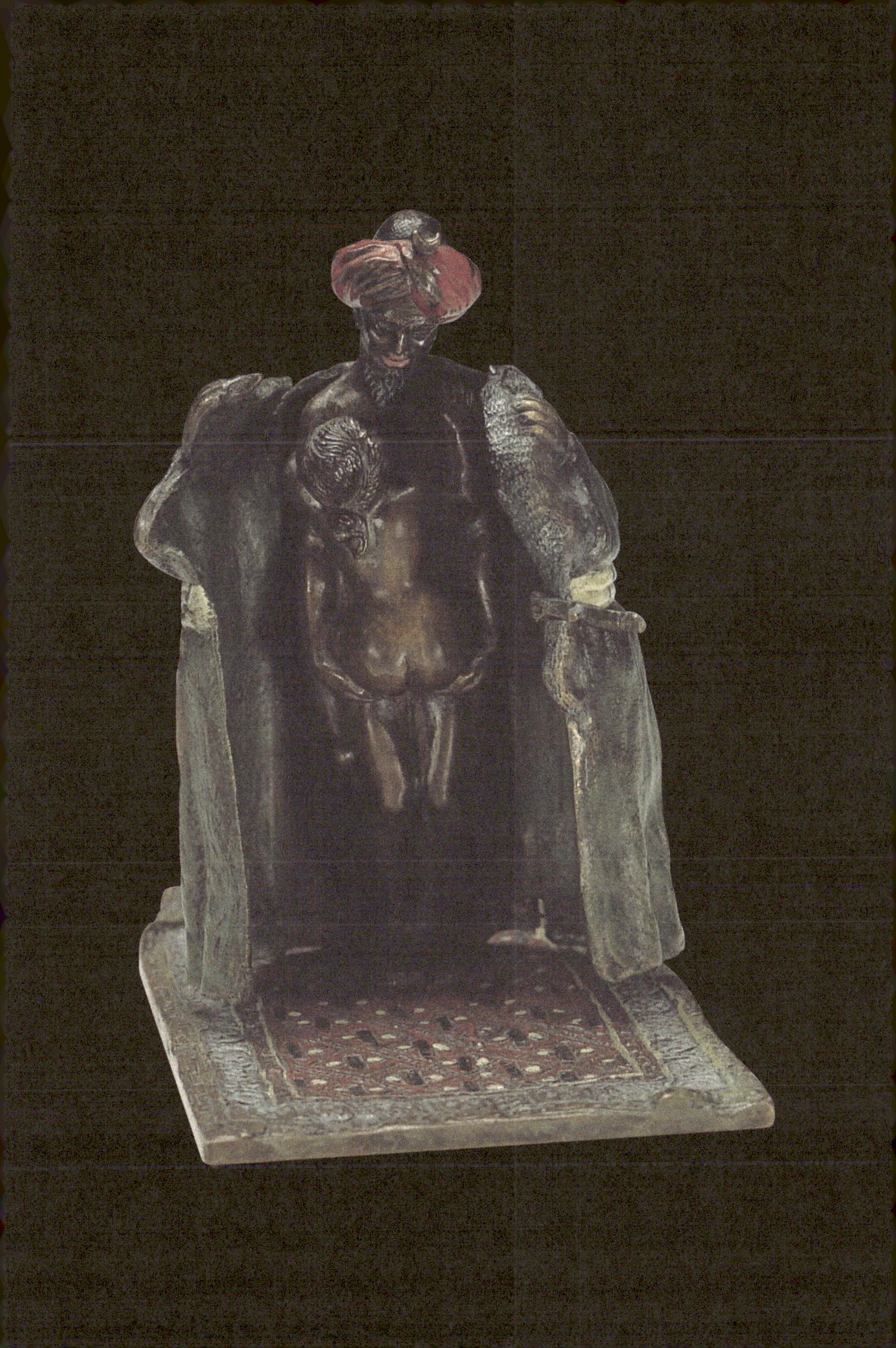

Nachbildung eines mittelalterlichen Keuschheitsgürtels

Sie wurden der Dame umgelegt, damit sie während der Abwesenheit ihres Ritters nicht untreu werden konnte. Diese kuriosen Objekte gehören aber eher in den Bereich der Legendenbildung.

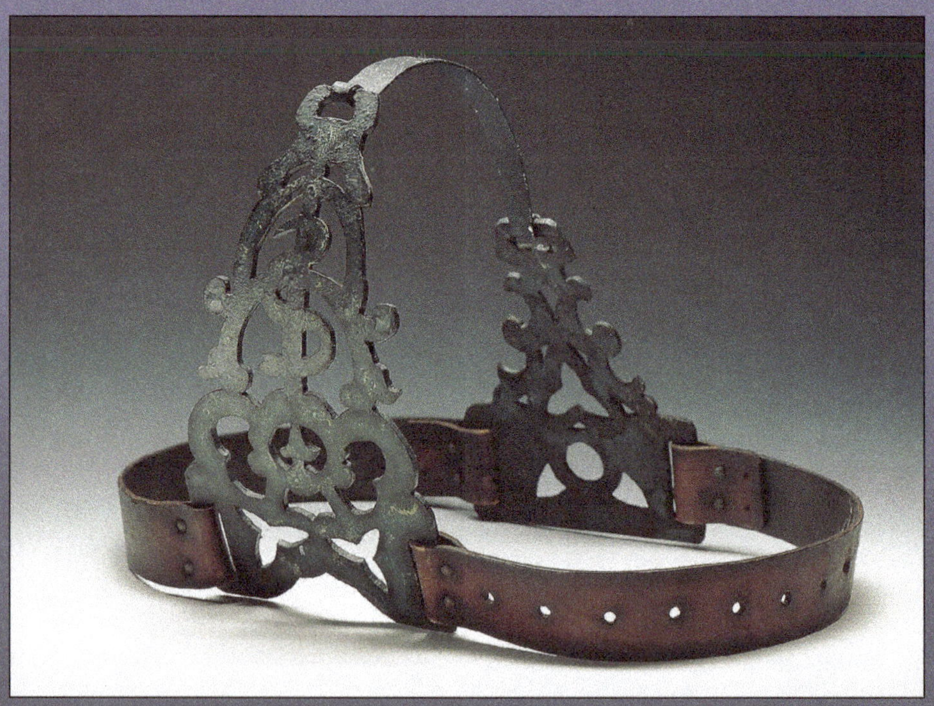

Keuschheitsgürtel

Auch Venusband, Jungfrauengürtel,
Schamgürtel, Florentiner Gürtel
genannt. Eisen geätzt, vergoldet, mit
Leder gefüttert, vermutlich Italien,
frühes 17. Jh. mit lateinischer
Inschrift: "Jeder, der es mit dem
Finger versucht, wird gerichtet.
Sittenstrolche sollen sich hüten".

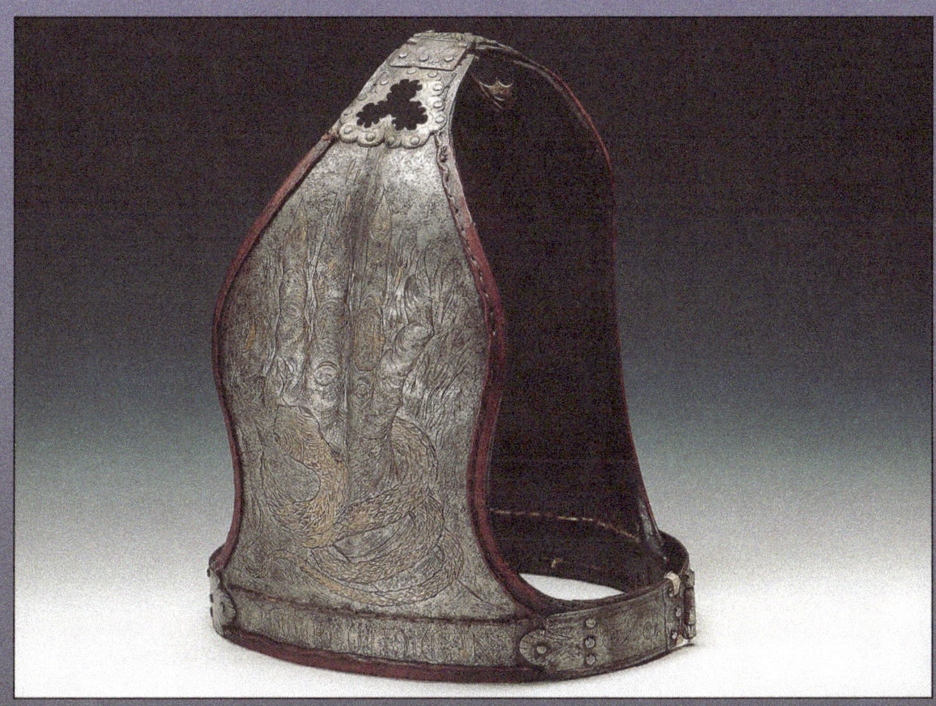

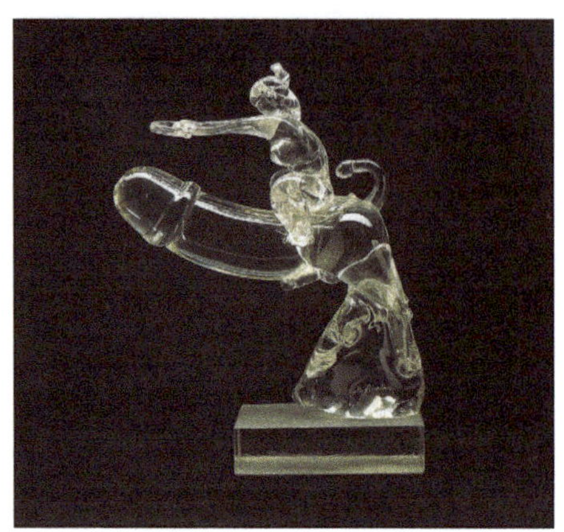

Gläserner Phallus

Entworfen von Renato Analué, Italien, um 1960. Diese Glasskulptur befand sich ursprünglich im Privatbesitz des Schriftstellers Alberto Moravia.

Pfeife mit Nymphe

Meerschaumpfeife mit prächtigem Bernsteinmundstück. Wien, zweite Hälfte des 19. Jahrhundert.

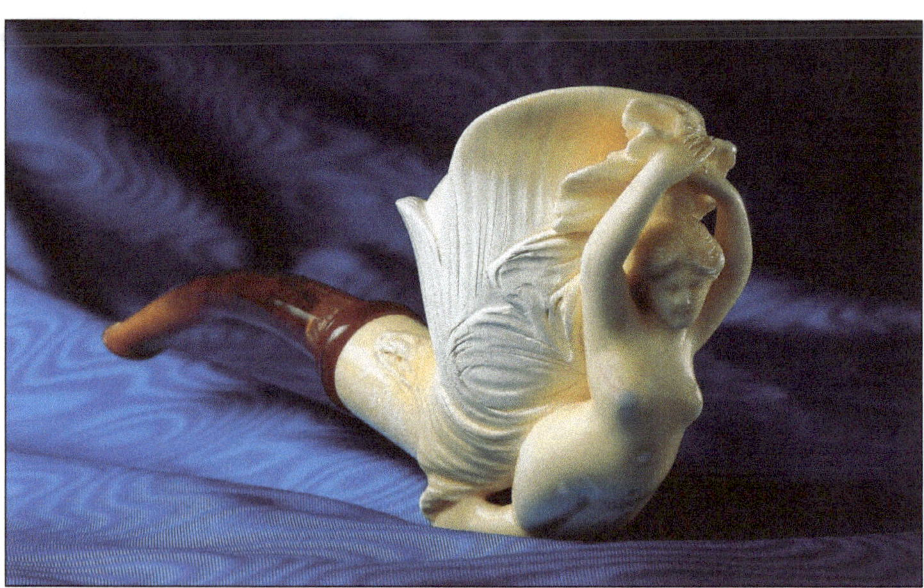

der Hand, einem Finger oder allen Fingern" ist. So überrascht es nicht, dass man beim Aufschlagen eines englischen Wörterbuchs unter der Sparte „touch" meist die umfangreichste des ganzen Bandes findet.

Ein zentraler Topos in der Dichtung der deutschen Romantik ist die „Umarmung". Ein Leiden an der Abstraktion macht sich bemerkbar. Nach Kleist gelingt Kommunikation dort, wo nicht Worte, sondern Gesten ausgetauscht werden

Wiener Bronzen

Während der Regierungszeit von Kaiser Franz-Joseph wurde Wien zu einem Zentrum der metall-verarbeitenden Kunst. Eine besondere Spezialität dieses Gewerbes in den Jahren zwischen 1870 und 1930 waren die später sogenannten "Wiener Bronzen". Das besondere Kennzeichen dieser Gattung ist ihre sorgfältige Bemalung und Ziselierung, sowie die naturgetreue Darstellung. Die Farben wurden im Ofen gebrannt, um ihre Haltbarkeit zu erhöhen. Neben den bekannten Tiergruppen in vermenschlichter Darstellung gibt es eine Reihe von erotischen Bronzen, zu denen die Bronzen der orientalischen Serie gehören.

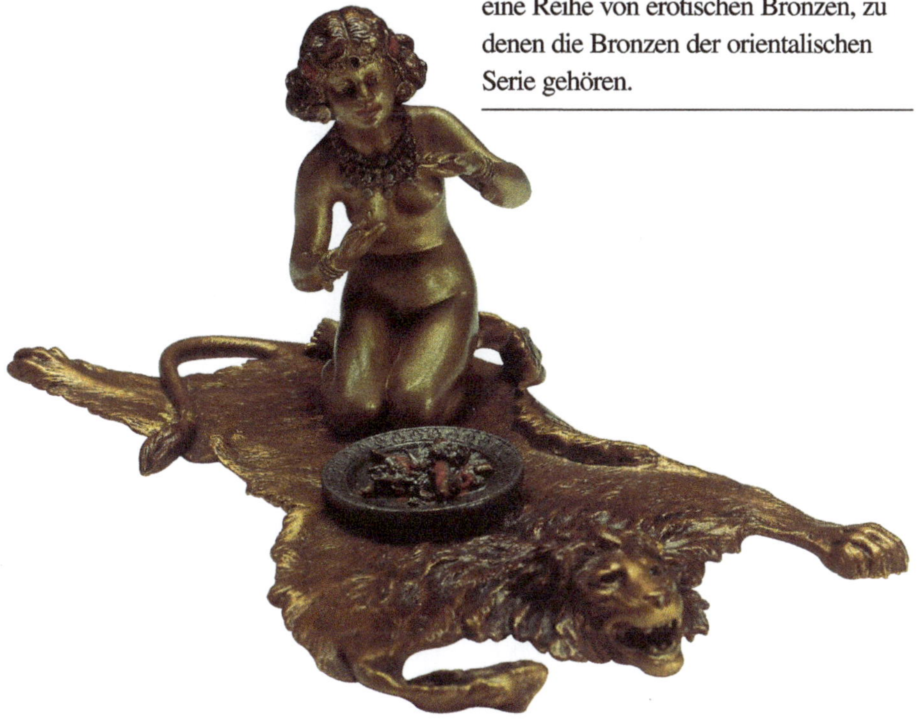

und ein direkter körperlicher Kontakt hergestellt werden kann. In der Miszelle *Brief eines Dichters an einen anderen* heißt es:
„Wenn ich beim Dichten in meinen Busen fassen, meine Gedanken ergreifen und mit Händen, ohne weitere Zutat, in den Deinigen legen könnte: so wäre, die Wahrheit zu gestehen, die ganze innere Forderung meiner Seele erfüllt“.

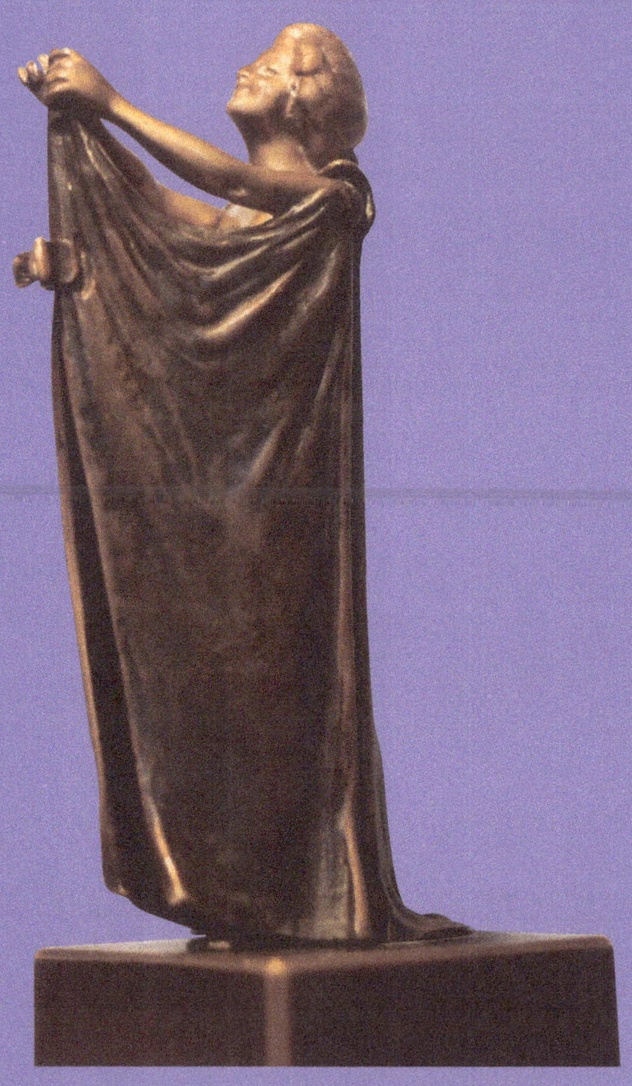

**Nackte Frau
unter mobilem
Hemd**
Bronze. Um 1900.

Kleist zufolge müsste in wahrer Dichtung Dichtung überflüssig werden, nämlich dann, wenn sie ganz körperliche Geste und nicht mehr verbale Sprache wäre.
Für Kleist ist die Hand das Organ aktiver und passiver Verständigung. Seine Figuren verstehen sich nicht mit Hilfe ihres Verstandes, sondern mit ihrem „Gefühl", und dies nicht nur im übertragenen Sinne emotional, sondern ganz wörtlich im haptischen Verfahren.

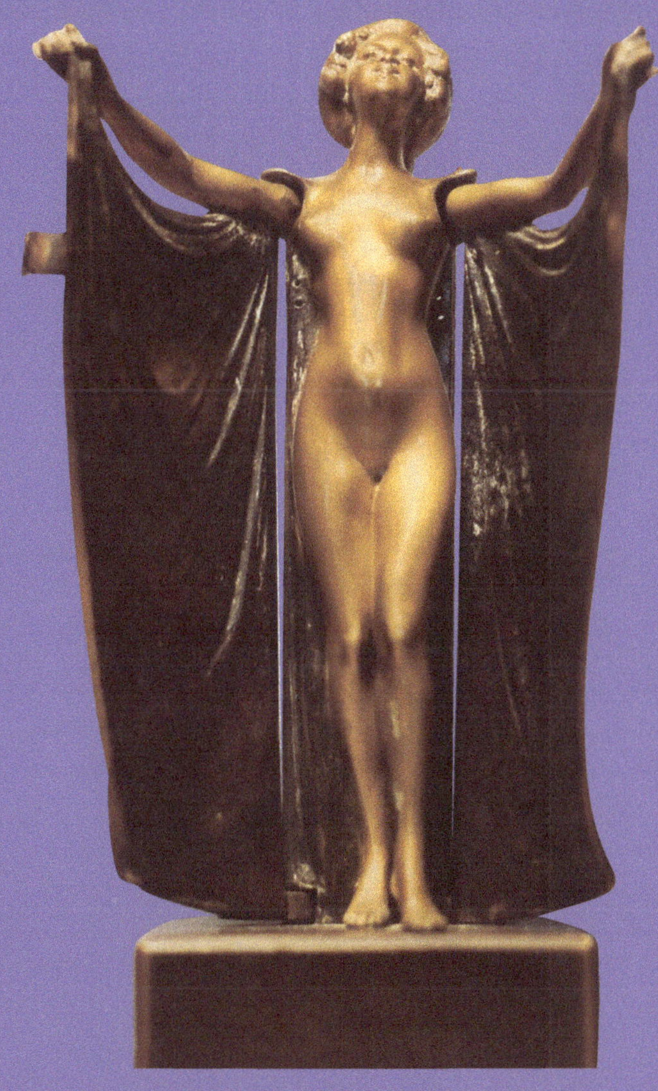

„Die Gefühle dieser Brust, o Jüngling, / Wie Hände sind sie, und sie streicheln dich." *(Penthesilea)*

Diese Sätze erinnern uns daran, dass Sprache ursprünglich Körpersprache war.
Der enge Zusammenhang zwischen taktilen Erfahrungen und inneren Gefühlen wird im Französischen in vielen

sprachlichen Wendungen deutlich. Sébastian Chamfort, ein Philosoph des 18. Jahrhunderts, behauptet, dass „Liebe nur eine Manifestation des Tastsinns sei". Und ein anderer Franzose schrieb, Materialismus und Idealismus überbrückend: „Liebe ist die Harmonie zweier Seelen und die Berührung der Haut zweier Körper".

Frau, sich Strümpfe anziehend
Wiener Bronze, um 1920.

S. 42-43: Ein Mönch – und was er im Kopf hat
Wiener Bronze, um 1900.

Experimente mit Tieren – berühmt ist das Harlow'sche Affenexperiment – haben erwiesen: Nicht ausreichende Hautkontakte wirken sich ungünstig auf die Entwicklung der betroffenen Individuen aus. Davon ist nicht nur die Entwicklung ihres Verhaltens betroffen, sondern auch ihr

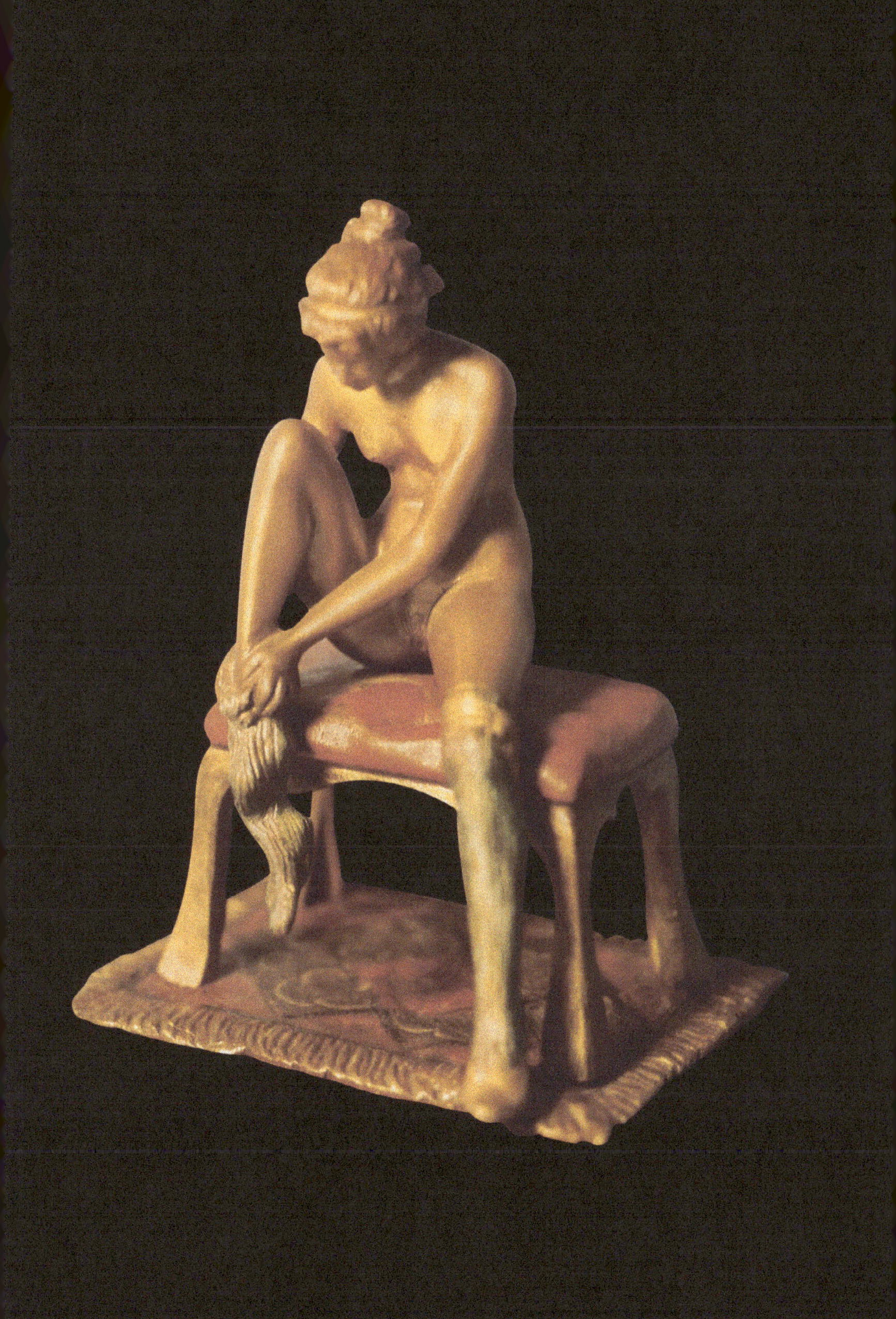

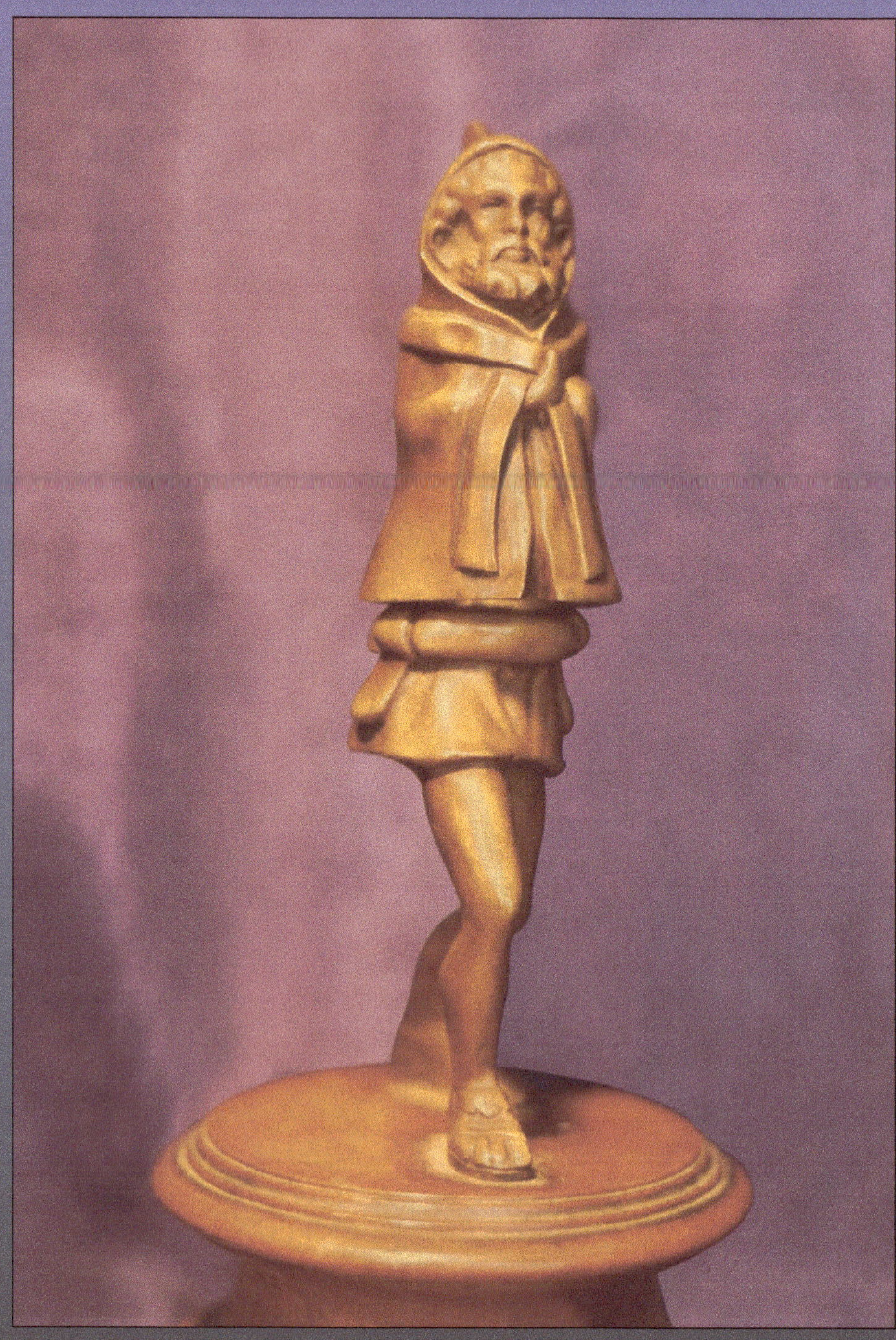

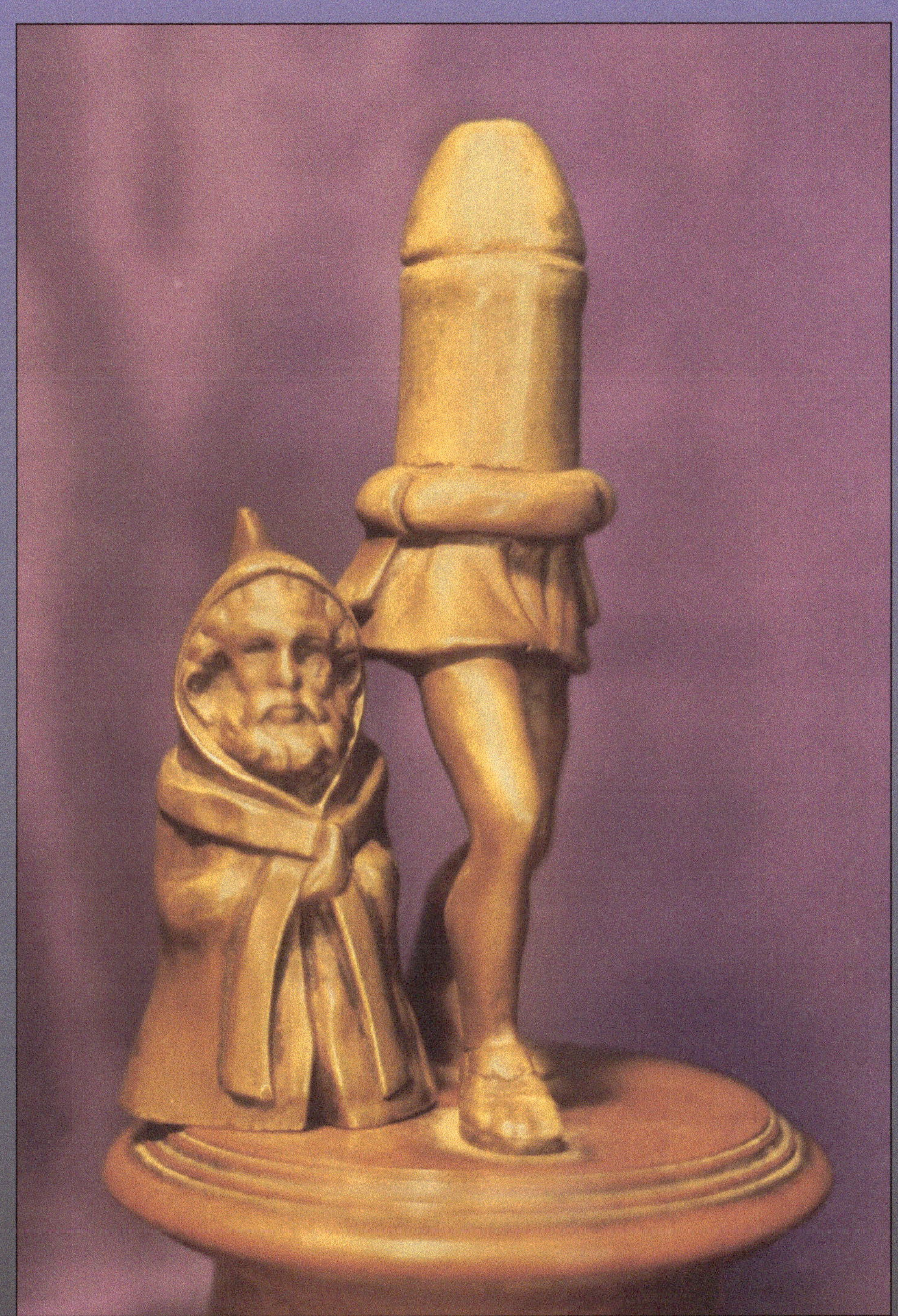

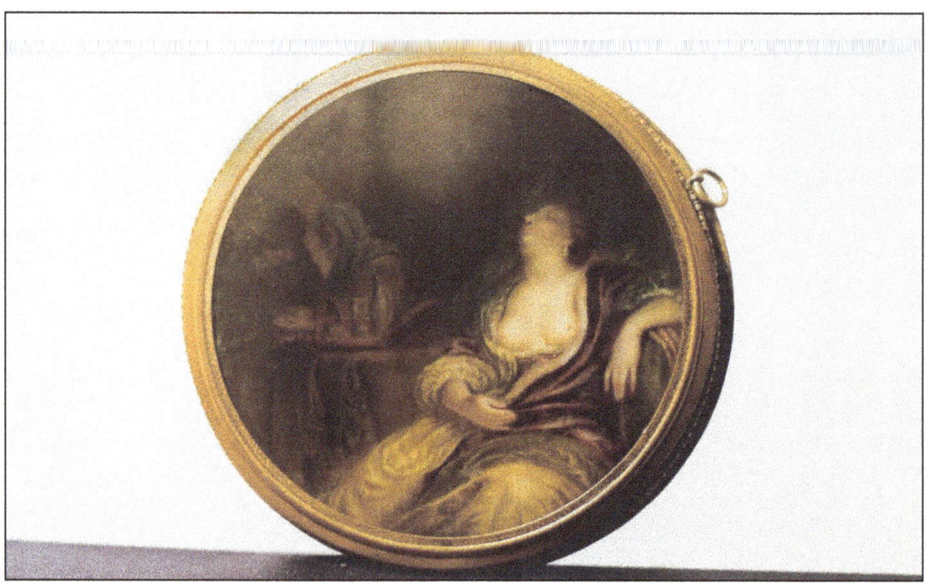

physisches Wachstum, ihre Widerstandsfähigkeit und ihr allgemeiner Gesundheitszustand. Zudem hat die Vernachlässigung taktiler Erfahrungen in der frühen Lebensphase negative Auswirkungen auf die emotionale und intellektuelle Entwicklung.

„Es ist wahrscheinlich", schreibt Montagu, „dass für den Menschen taktile Anregung von großer Bedeutung für die Entwicklung gesunder Gefühls-

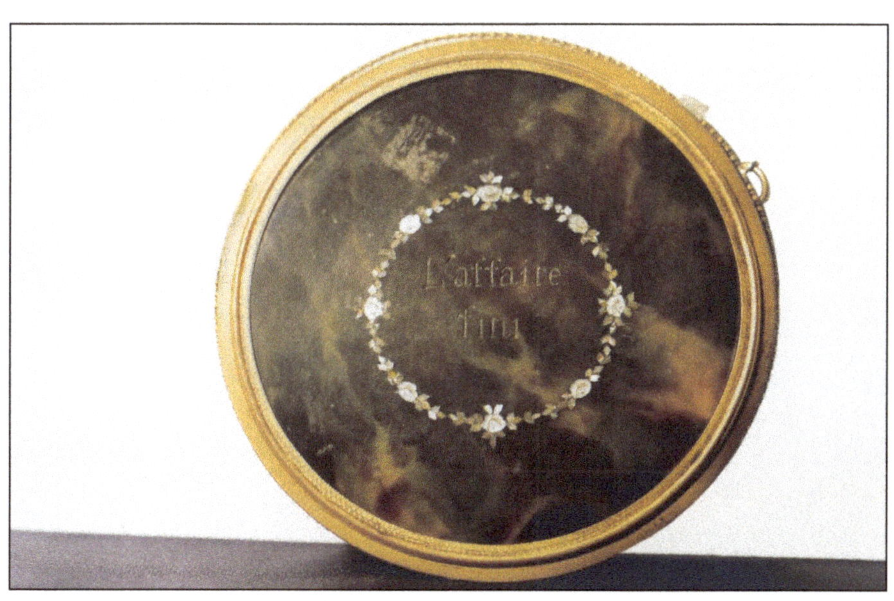

L'affaire
fini

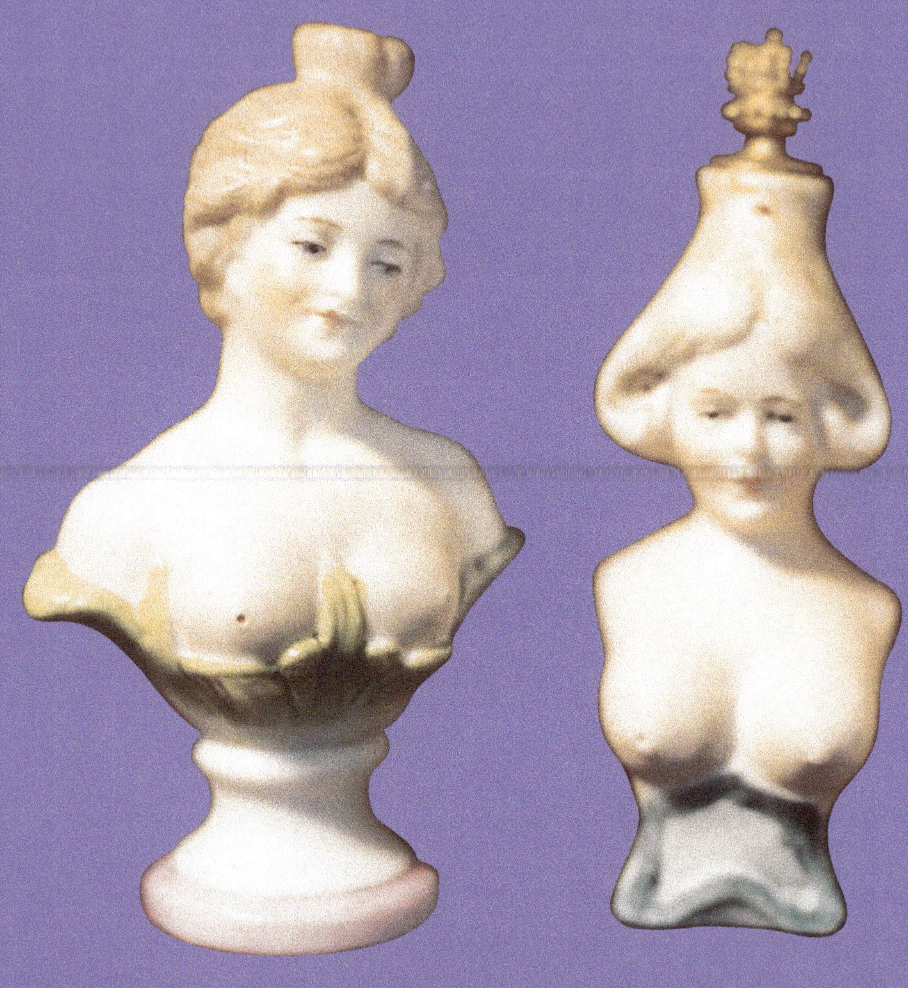

und Liebesbeziehungen ist; dass
'ablecken' im wörtlichen und
übertragenen Sinn eng mit der
Liebe verbunden ist; dass man,
kurz gesagt, die Liebe nicht
durch Unterweisung lernt,
sondern dadurch, dass man
geliebt wird".

Da taktile Kommunikation die
erste und grundlegende Sprache
des Kindes ist, auf der die verbale
Sprache später aufbaut, wird der
Tastsinn auch „die Mutter der
Sinne" genannt.
Unsere verbale Sprache ist
lediglich eine Erweiterung unserer

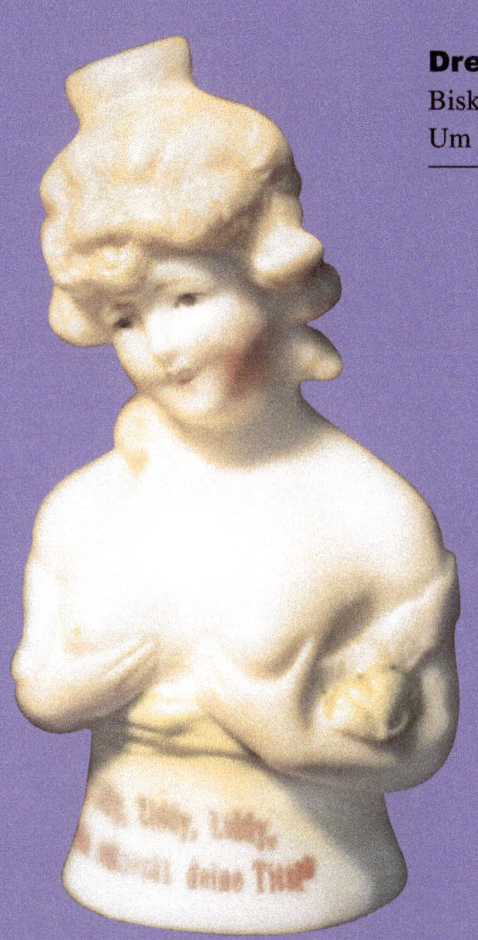

Drei Pisseuses
Biskuit-Porzellan, Belgien.
Um 1900.

frühen taktilen Sprache. Sie dient dem gleichen Zweck, nämlich eine Verbindung mit anderen Menschen herzustellen.
Liebe und Hass sind Gefühle. Die wahre Bedeutung des Wortes „Gefühl" beinhaltet die frühen taktilen, fühlenden Erfahrungen. (Das deutsche Wort „Gefühl" bezeichnet auch den Gefühlssinn bzw. das „Getast"). Und was wir lieben, wollen wir berühren, - am innigsten im Geschlechtsakt. Im Akt der geschlechtlichen Vereinigung erfährt der Mensch eine beinahe so starke kutane

Stimulation, wie, so Montagu, im perinatalen Erleben des Geburtsvorgangs.

Ja, häufig „benützen" insbesondere Frauen den Geschlechtsverkehr nur, um in den Armen gehalten zu werden. Ihr eigentliches Verlangen ist das nach menschlicher Nähe; der Geschlechtsverkehr ist nur der Preis, den sie dafür zu zahlen bereit sind.

Schale, deren Unterseite delikaten Einblick gewährt

Biskuit-Porzellan, französisch.
Um 1920.

Im Gegensatz zu dem, was das Hören und Sehen vermittelt, fühlen wir beim Betasten die Dinge in unserem Körper selbst. Insofern unterscheidet sich das Tastgefühl von anderen Sinnesempfindungen, dass es „unbedingt die ungeteilte Gegenwart des Körpers fordert, den wir berühren, und unseres eigenen Körpers, mit dem wir ihn berühren".

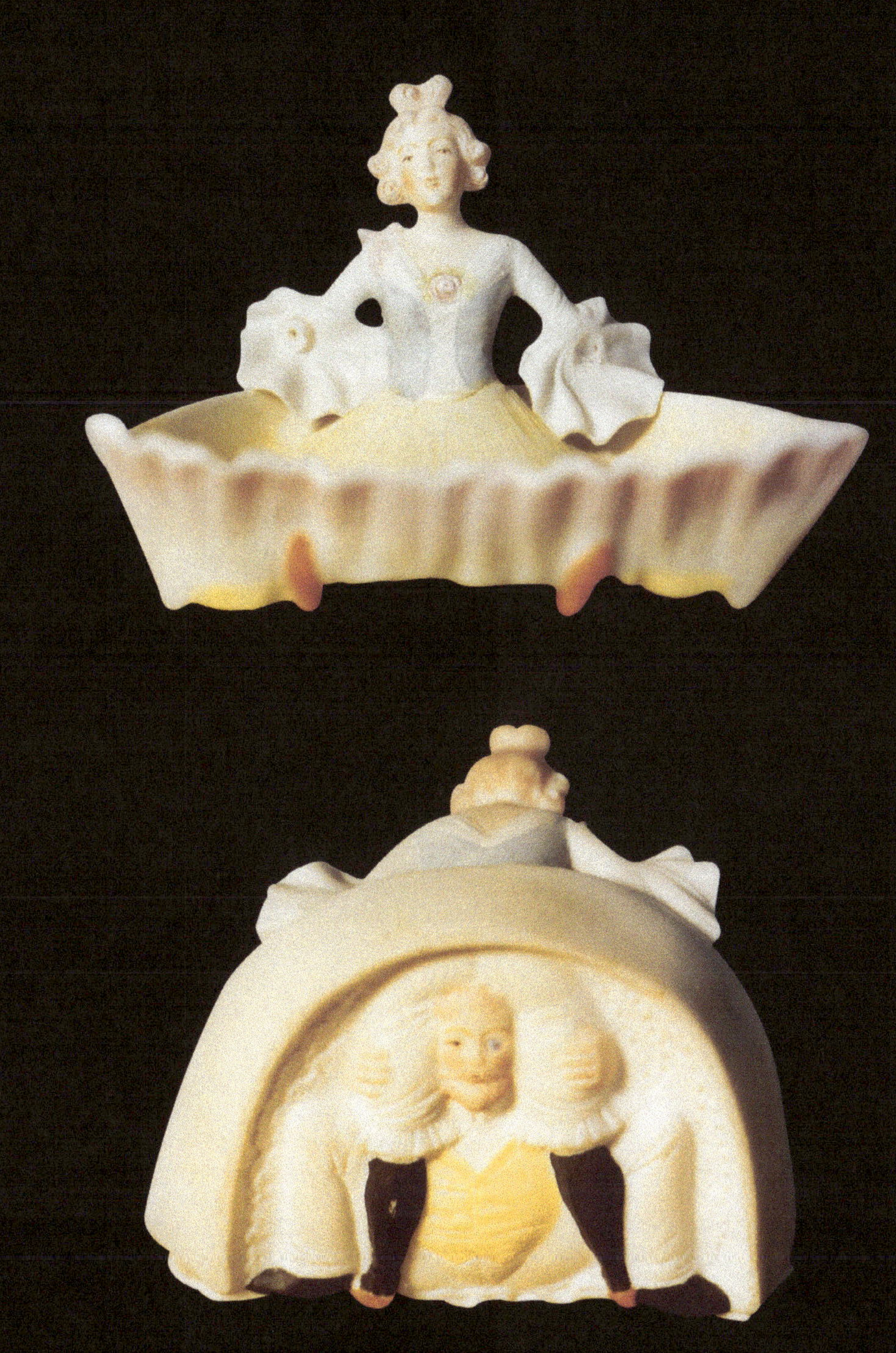

Anhänger aus Elfenbein
Gold und einer Perle:
(Männer-)Hand, einen
Penis umfassend,
zeitgenössisch.

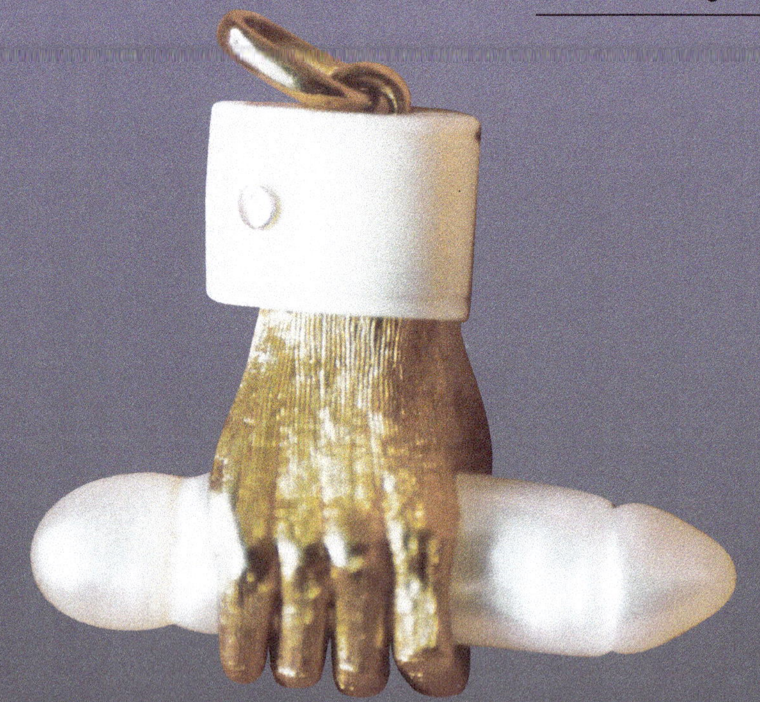

Elfenbeinphallus mit Gravuren

Verschluss aus Silber, England, 1850.

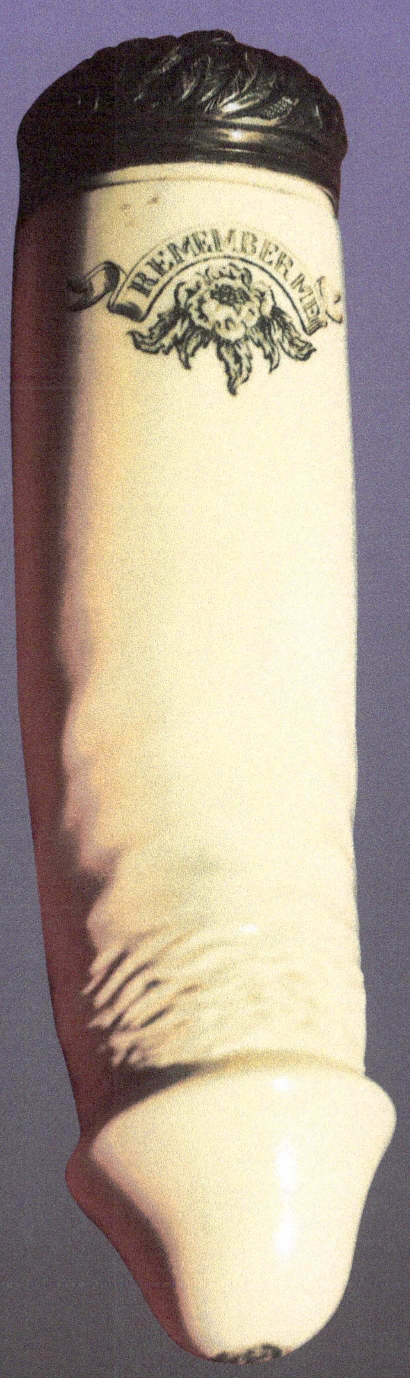

Lesbisches Paar,
Bronze, von Lambeaux,
um 1910.

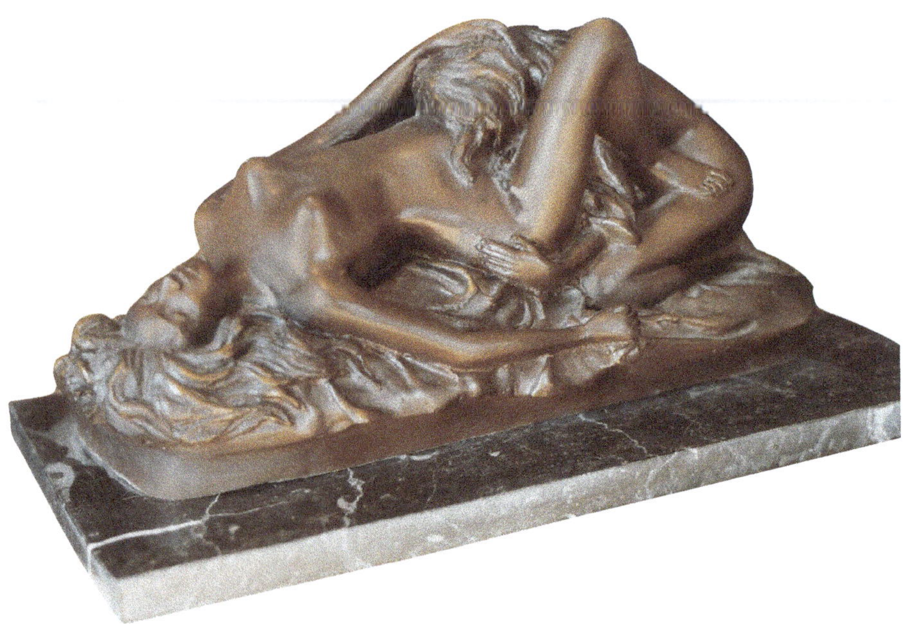

So glauben wir letzten Endes an die Realität eines Dinges nur, wenn es uns greifbar ist. Selbst der religiöse Glaube verlangt nach Substanz und kommt ohne das Anfassen nicht aus: Reliquien, Gegenstände der Heiligenverehrung, bestehen aus Körperteilen, Gebeinen oder der Asche religiöser Autoritäten, aus ihren Kleidern oder aus Gebrauchsgegenständen. Diese Reliquien-Verehrung gründet auf dem Glauben, Überreste des Körpers oder des Besitzes heiliger Personen seien besonders machthaltig, und ihre Verehrung

Dame mit Hündchen

Motiv nach einem
Gemälde von Boucher.
Elfenbeinschnitzerei.
Französisch, um 1900.

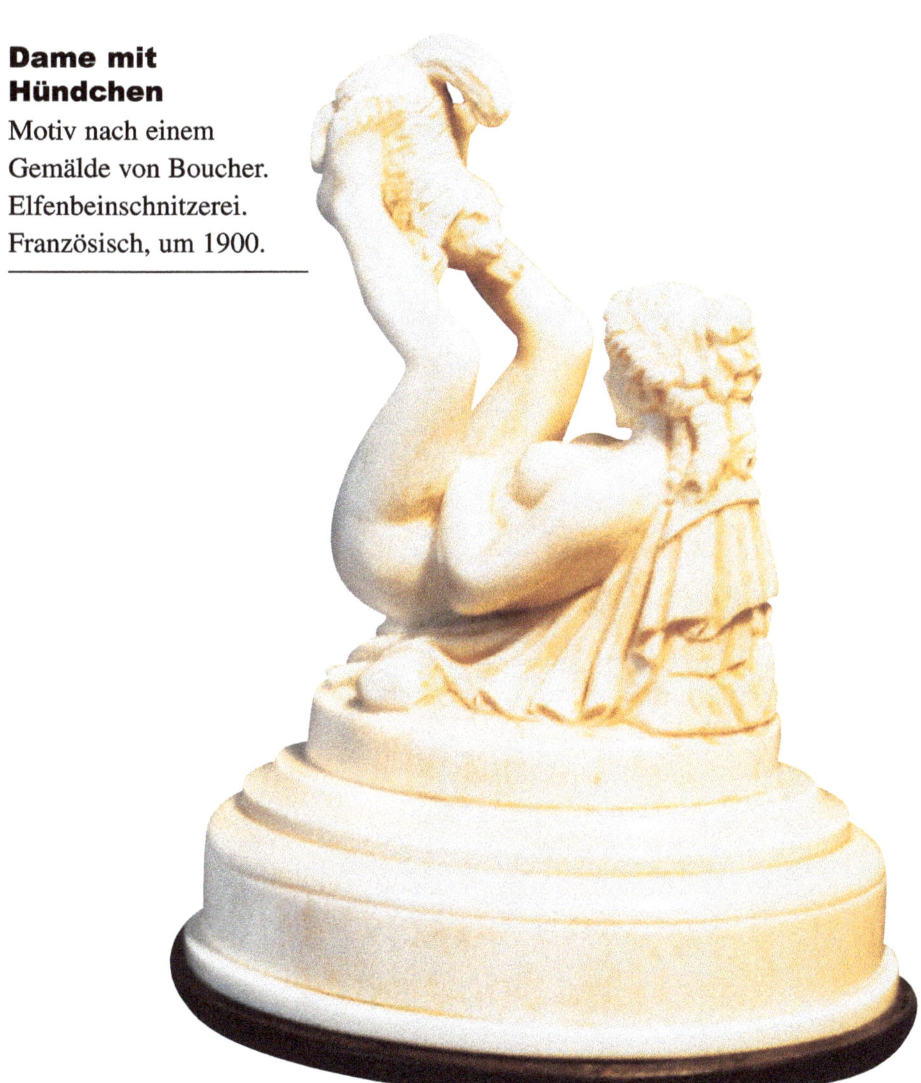

Krisgriffe aus Java

19. Jh. Die erotischen Krisgriffe aus Holz, Horn oder Knochen stellen Dämone dar, die den Träger eines Kris beschützen sollen.

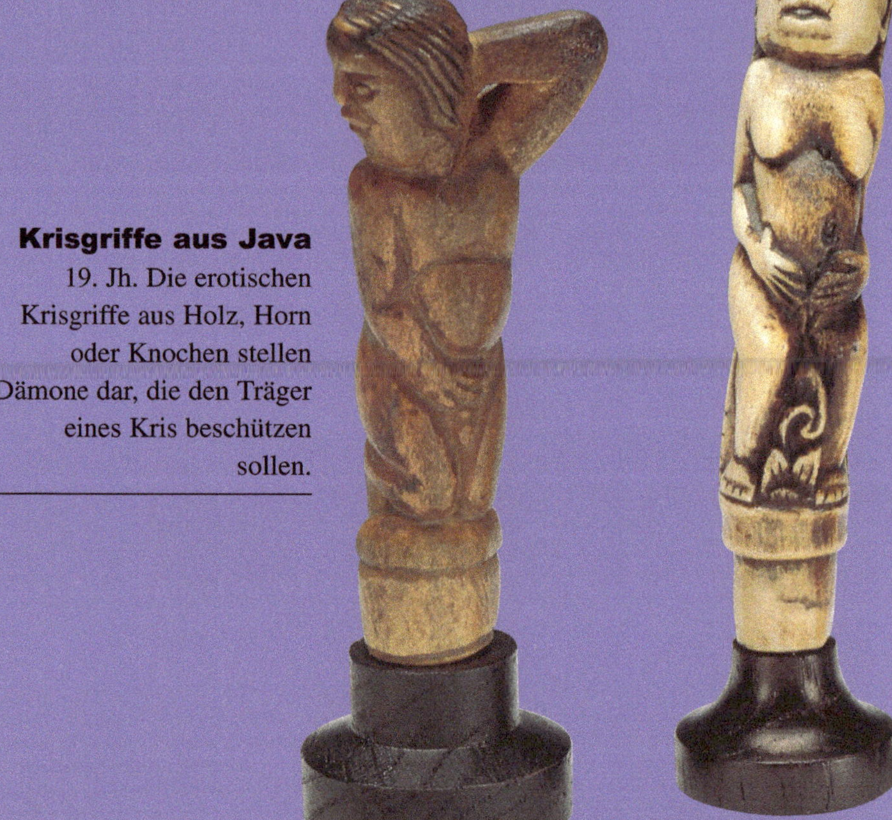

durch Berührung oder Kuss bedeute eine Übertragung dieser Macht.
Der taktile Kontakt verbindet den Menschen mit dem Heiligen. Die

Reliquie besitzt für den Gläubigen fetischistischen Charakter. Darum ist der Vergleich mit dem Fetischisten angemessen, dem ein Kleidungsstück alle Wünsche

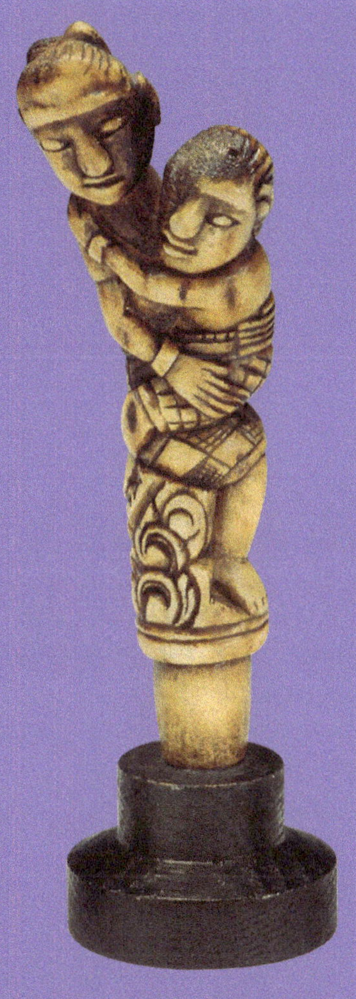

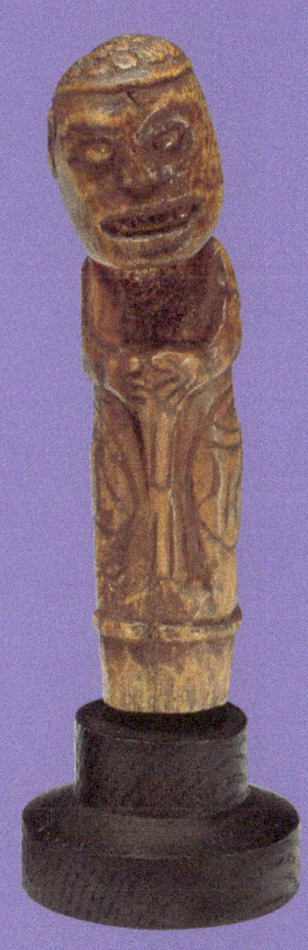

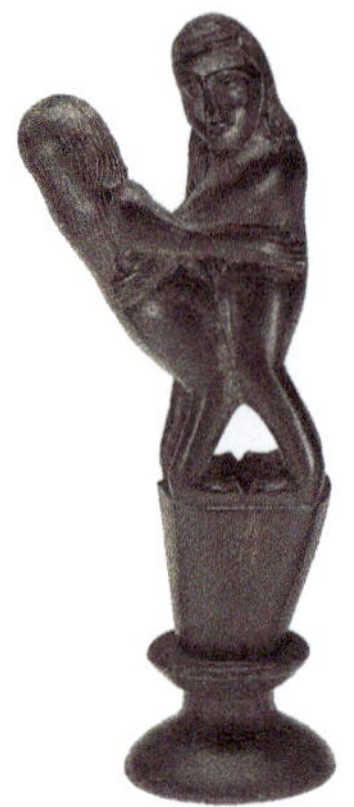

erfüllt. Der Tastsinn hat sich bei ihm ganz von der Vorstellung der sexuell reizenden Frau losgelöst, sodass ein bestimmtes Stück der weiblichen Kleidung für ihn selbständigen Wert gewinnt. Auch hier führt Krafft-Ebing eine große Zahl von Beispielen an:

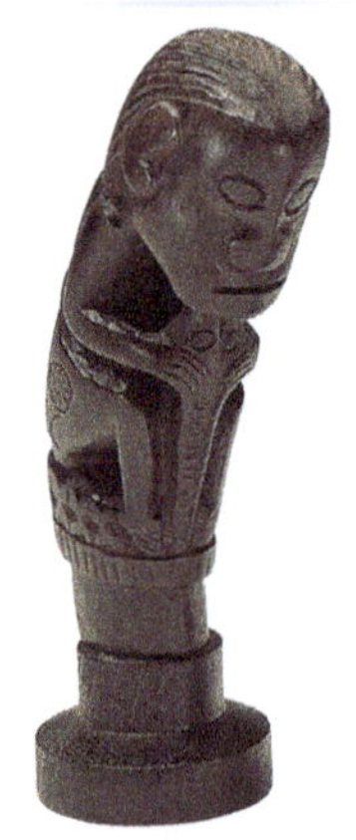

Krisgriffe aus Java

19. Jh. Die erotischen Krisgriffe aus Holz, Horn oder Knochen stellen Dämone dar, die den Träger eines Kris beschützen sollen.

Kultische Phalli

aus Bali, 20. Jh.

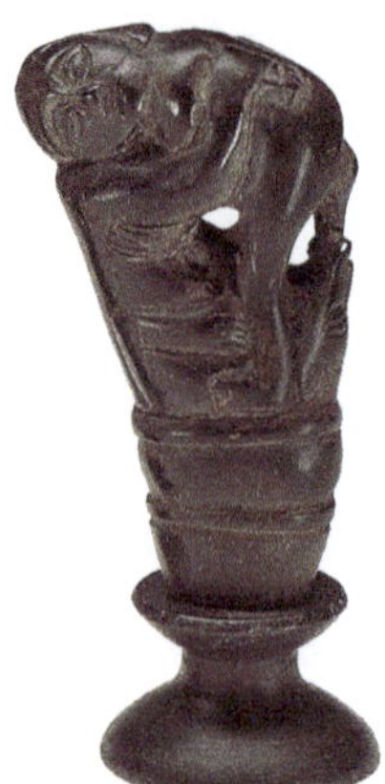

„Beobachtung 110: Z., 36 Jahre, Gelehrter, hat sich bisher nur für die Hülle des Weibes, niemals aber für das Weib selbst interessiert und bisher niemals mit einem solchen sexuell verkehrt. Neben der Eleganz, dem Chic der weiblichen Toilette im

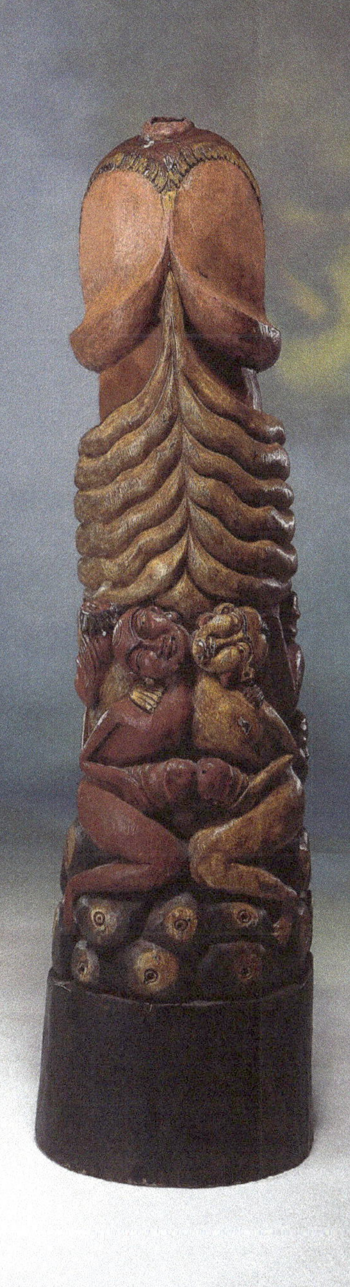

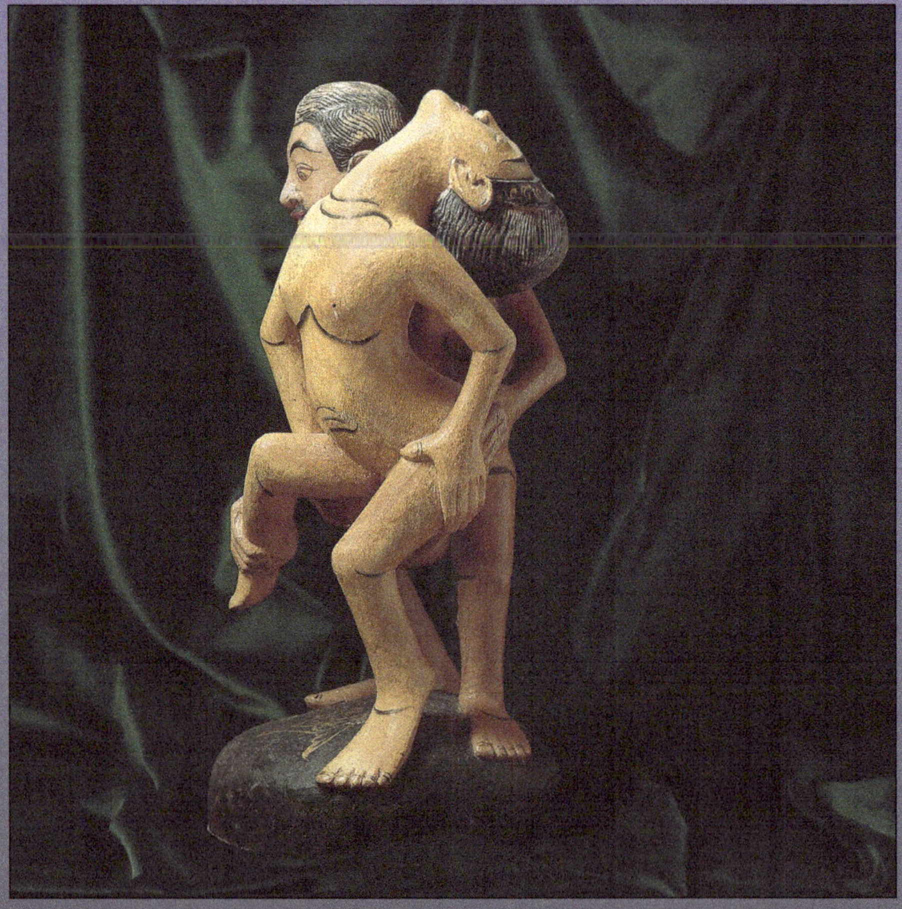

Liebesstellungen
Bali, zeitgenössische
Arbeiten.

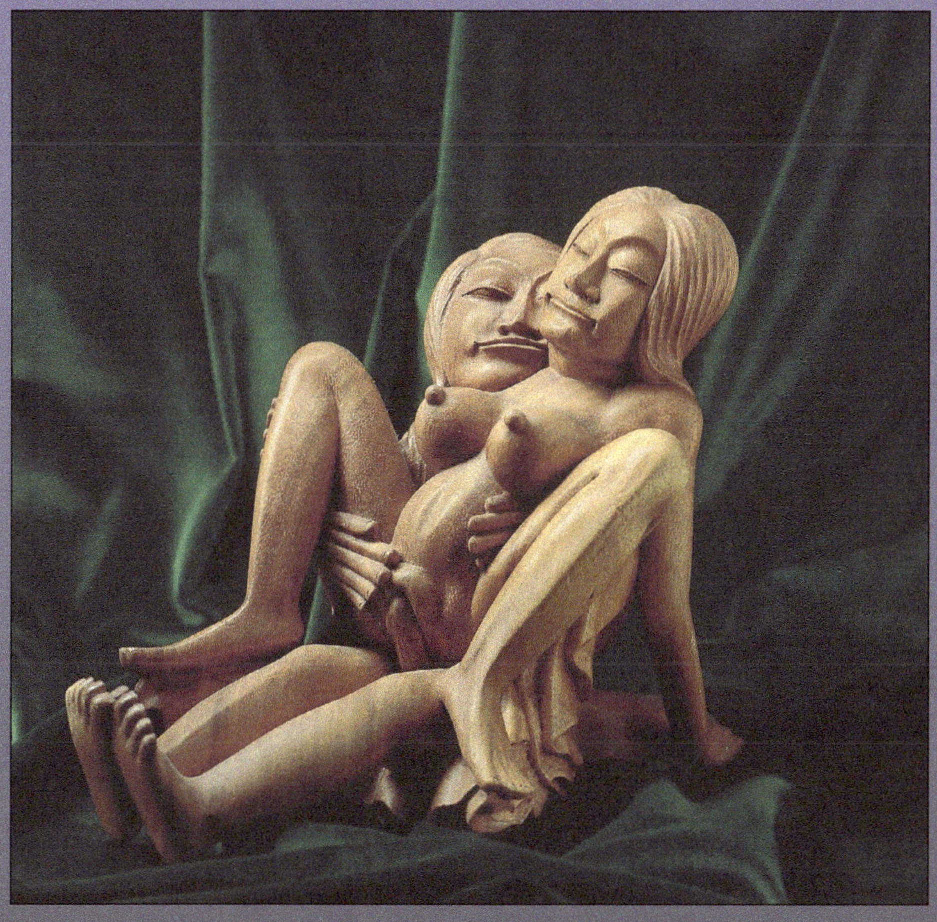

Liebesstellungen
Bali, zeitgenössische
Arbeiten.

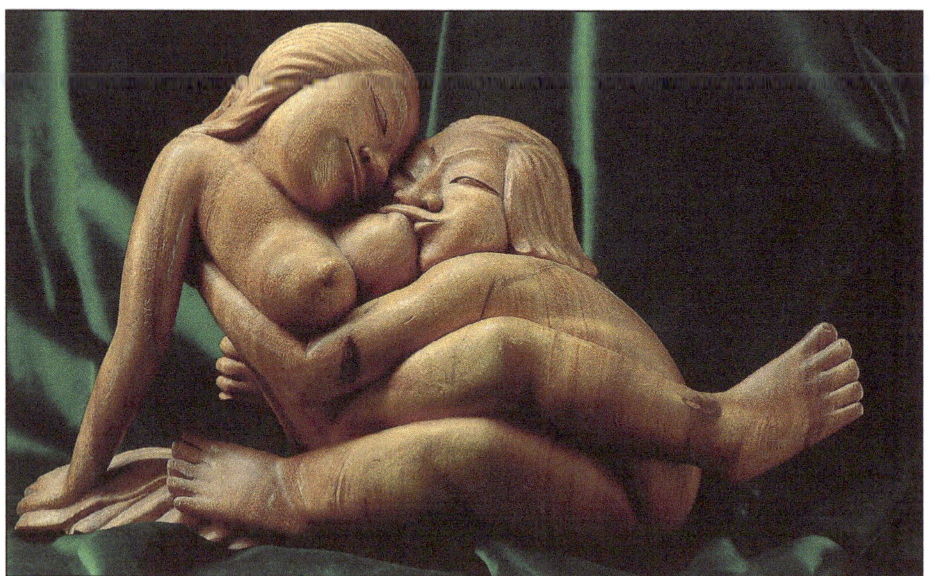

allgemeinen, bilden seinen Fetisch
im besonderen Unterkleider und
Batisthemden mit Spitzen
garniert, Atlaskorsetts,
feingestickte, seidene Unterröcke,
seidene Strümpfe.

Es war ihm eine Wollust, in
Konfektionsläden derlei
weibliche Kleidungsstücke zu
besehen oder gar zu betasten".
Andere Beispiele beziehen sich
auf Unterrock-, Taschentuch-

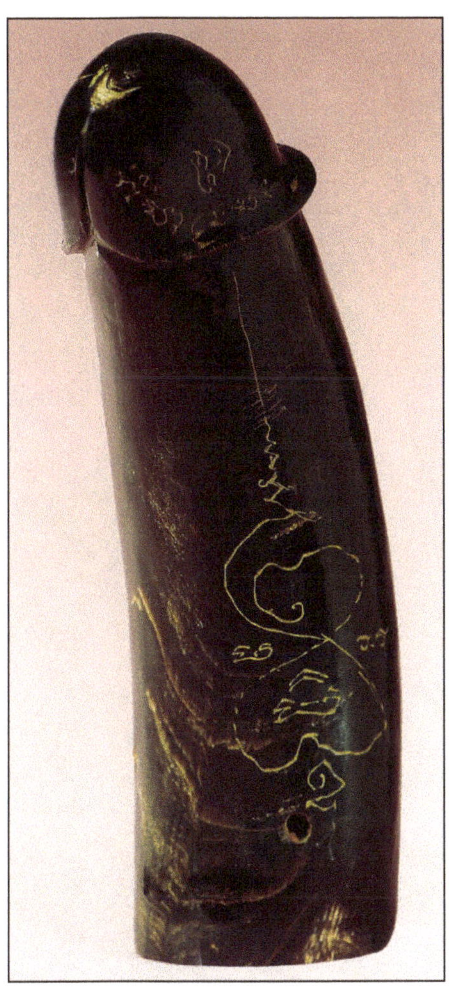

Kultische Phalli
aus Bali, 20. Jahrhundert.

und Schuhfetischisten.
Die Fetischbildung kann sich aber auch, unabhängig von einem Bezug zum weiblichen Körper, nur auf einen bestimmten Stoff beziehen, der als bloßer Stoff sexuelle Empfindungen wecken kann. Solche Stoffe sind vorzüglich Pelzwerk, Samt und Seide.

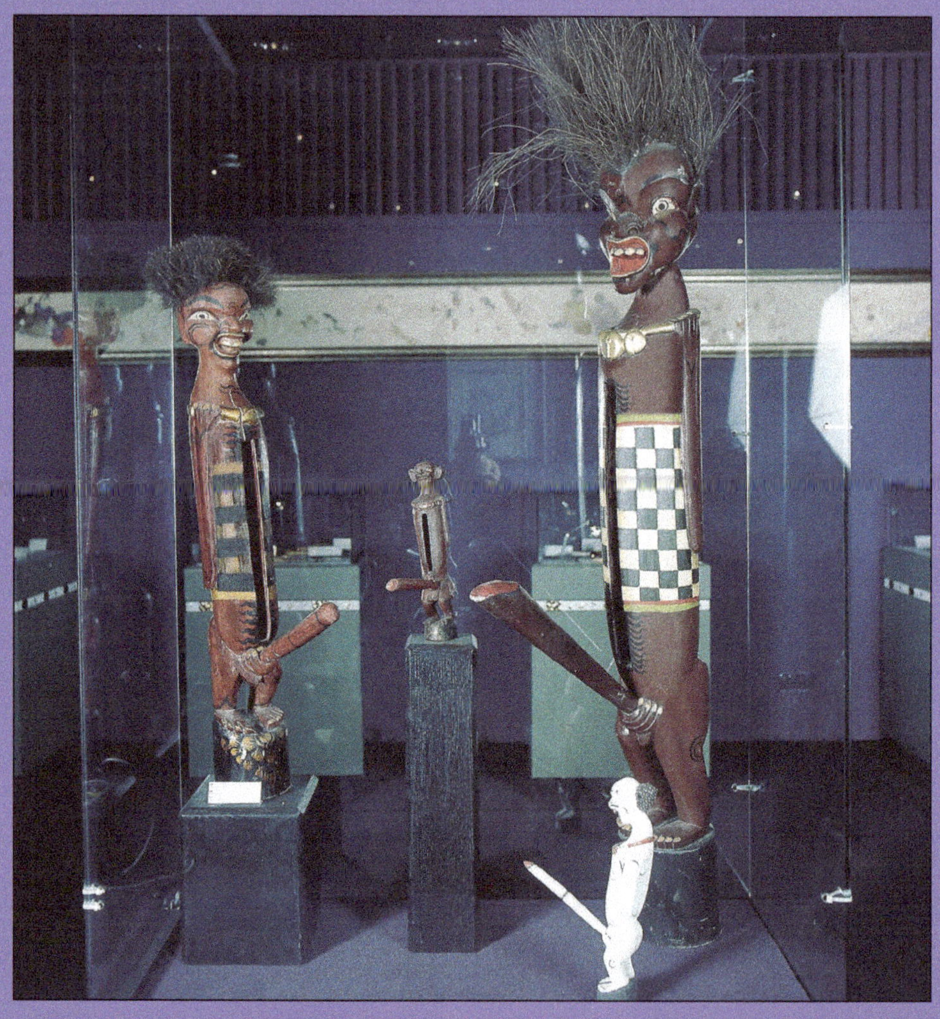

Krafft-Ebing zitiert den Fall eines Mannes, der „in einem Lupanar unter dem Namen „Samt" bekannt war. Dieser bekleidete eine sympathische Puella mit einem schwarzen Samtkleide und erregte und befriedigte seine sexuellen Triebe lediglich durch Bestreichen seines Gesichtes mit einem Zipfel des Samtkleides, während er sonst mit der Person nicht in Berührung kam".

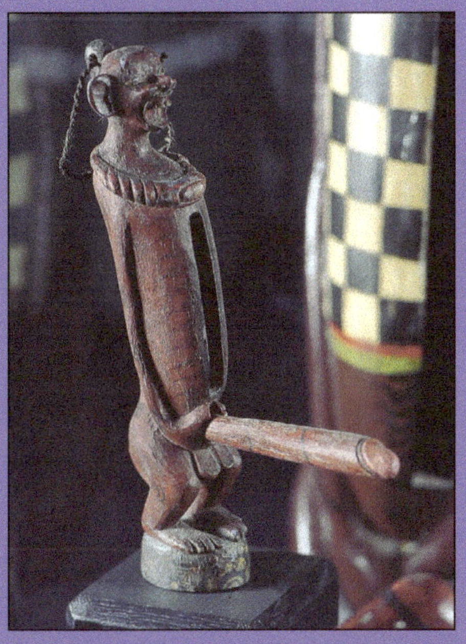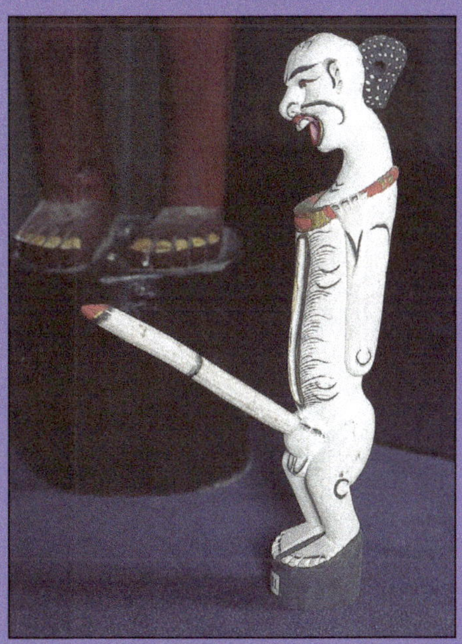

Ein anderer Fetischist bekennt: „Von frühester Jugend ist mir eine tiefeingewurzelte Schwärmerei für Pelzwerk und Samt eigen in dem Sinne, dass diese Stoffe bei mir geschlechtliche Erregung bewirken, ihr Anblick und ihre Berührung mir ein wollüstiges Vergnügen bereiten...Ich sehne mich mächtig danach, diese Stoffe am Körper eines Weibes zu betasten, zu streicheln, zu küssen, mein Gesicht darein zu vergraben. Sowohl Pelzwerk allein als Samt

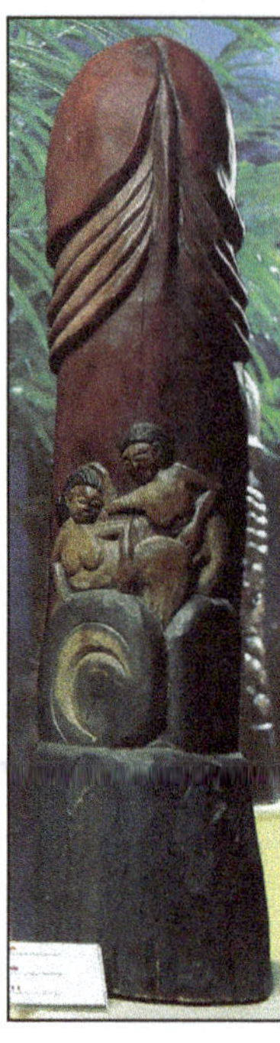

allein übt die geschilderte Wirkung auf mich aus... Ja, das bloße Wort „Pelz" hat für mich magische Eigenschaften und ruft sofort erotische Vorstellungen hervor".

Was auf dem Wege der normalen Sexualentwicklung also intermediäre, vorläufige Beziehungen zum Sexualobjekt darstellt, also Beschauen und

Kultische Phalli
aus Bali, 20. Jh.

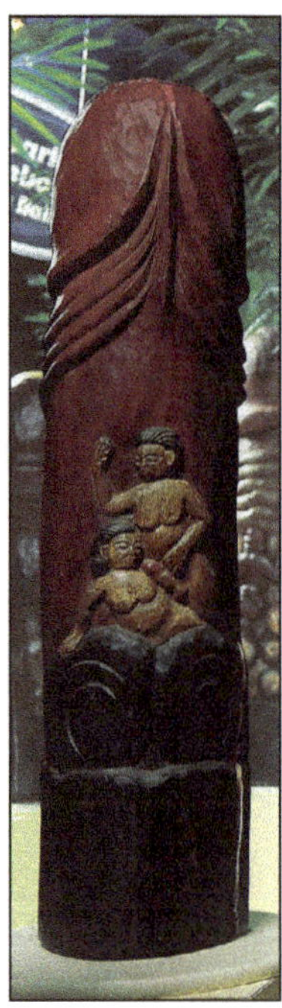

Betasten, hat sich für den Fetischisten quasi verselbständigt.

Etwas Stofflich-Anfassbares ist an die Stelle des Menschen getreten. Doch auch hier schimmert ein ursprüngliches erotisches Objekt noch hindurch: Es ist die zarte Haut der Mutter mit all ihren taktilen Wonnen.

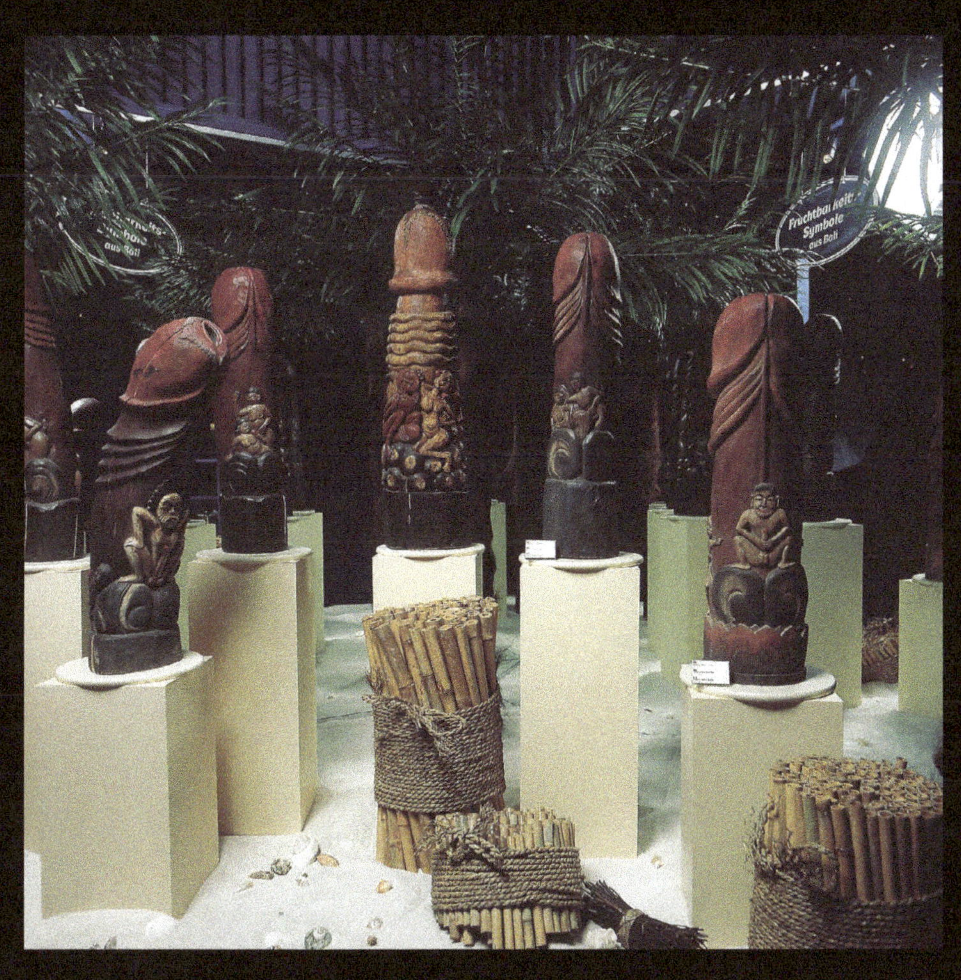
Fruchtbarkeits-
Symbole
aus Bali

Doktor-Figürchen
(sog. Doctor-Lady)
In China der Kaiserzeit war es nicht
üblich, dass sich Frauen vor Ärzten
entkleideten. Mit Hilfe der Doktor-
Figürchen der Ärzte erklärten die
Patientinnen den Sitz ihres Leidens.
Figuren 19./20. Jh.

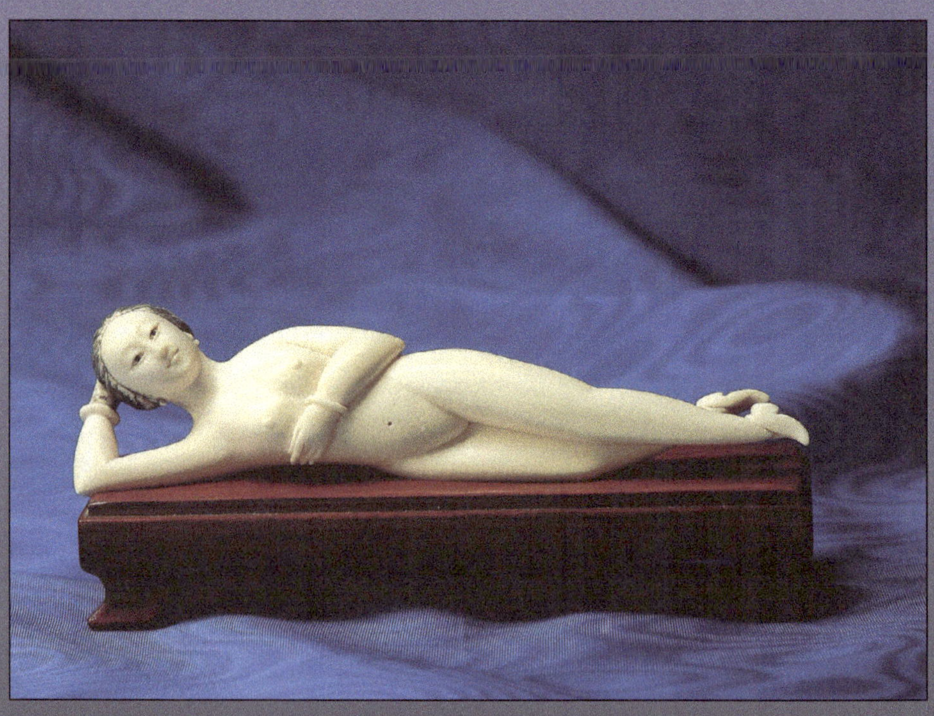

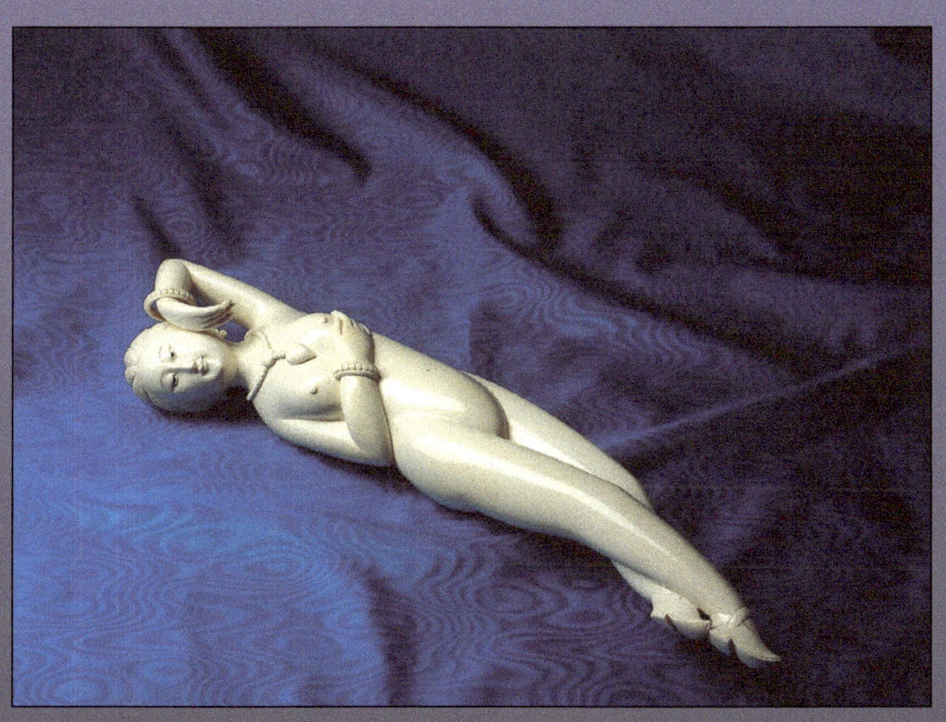

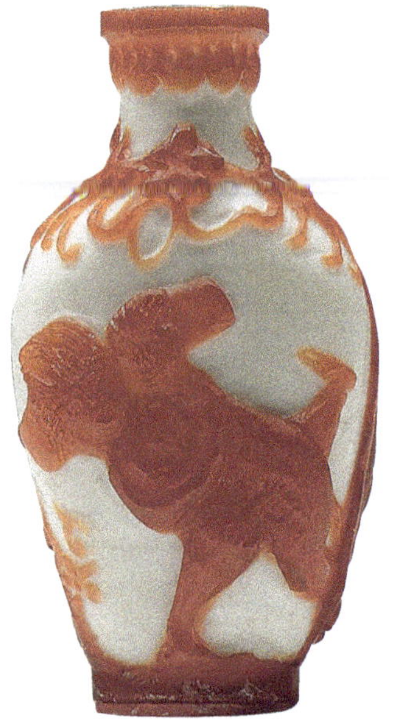

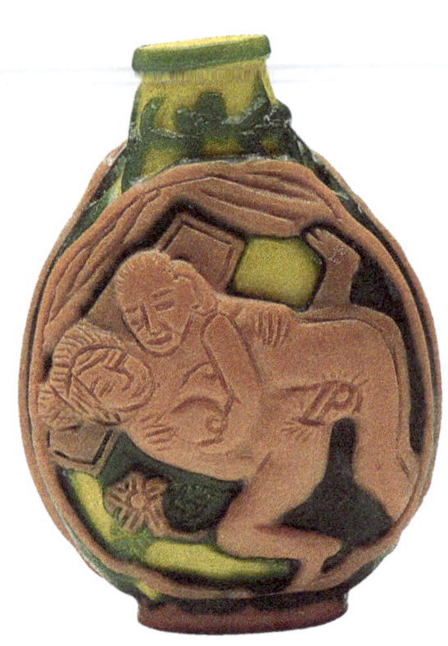

**Vier chinesische
Schnupftabak-
Fläschchen**
geschnittenes, farbiges
Glas. Um 1880.

Nicht jedem Fetischisten widerfährt
das Glück eines Pygmalion, dem
sich sein Fetisch wieder in eine
leibhaftige Göttin verwandelte:
Pygmalion, König von Kypros,
wollte nicht heiraten, weil sein Herz
und seine Sinne von einer
schneeweißen Elfenbeinstatue
gefangengenommen waren, die die
unbekleidete, in ihrer Gestalt
vollkommene Aphrodite darstellte.
Er selber hatte sie mit so viel
Leidenschaft geschaffen, dass die
Materie fast lebendig schien. Die sie
streichelnde Hand konnte nicht
unterscheiden, ob sie aus Elfenbein

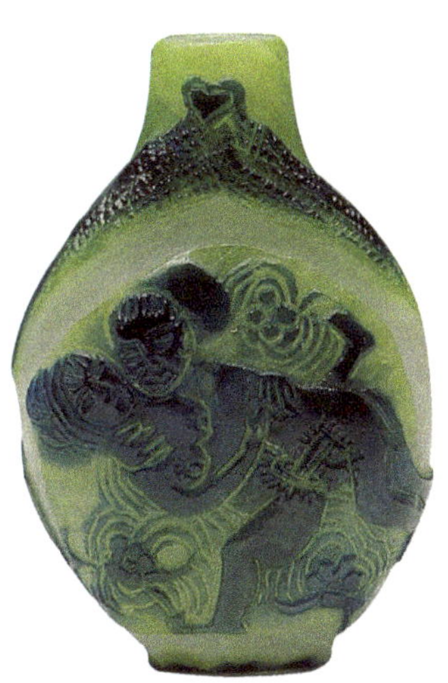 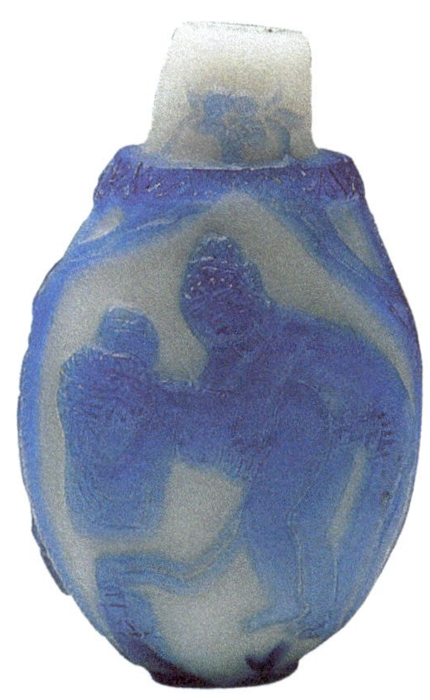

oder echtem Fleisch war. Pygmalion küsste und umarmte die Statue und glaubte, dass seine Liebe erwidert würde. Nachts legte er sich neben sie, am Tage kleidete er sie an und schmückte sie mit Juwelen. Dann kam das in Zypern so wichtige Fest zu Aphrodites Ehren. Pygmalion näherte sich, seine Ergebenheit bezeugend, dem Altar und bat die Götter, dass sie ihm eine Frau gönnen mögen, die der von ihm geschaffenen ähnelte. Aphrodite, die bei dem Fest anwesend war, verstand das Gebet und erweckte die Statue zum Leben.

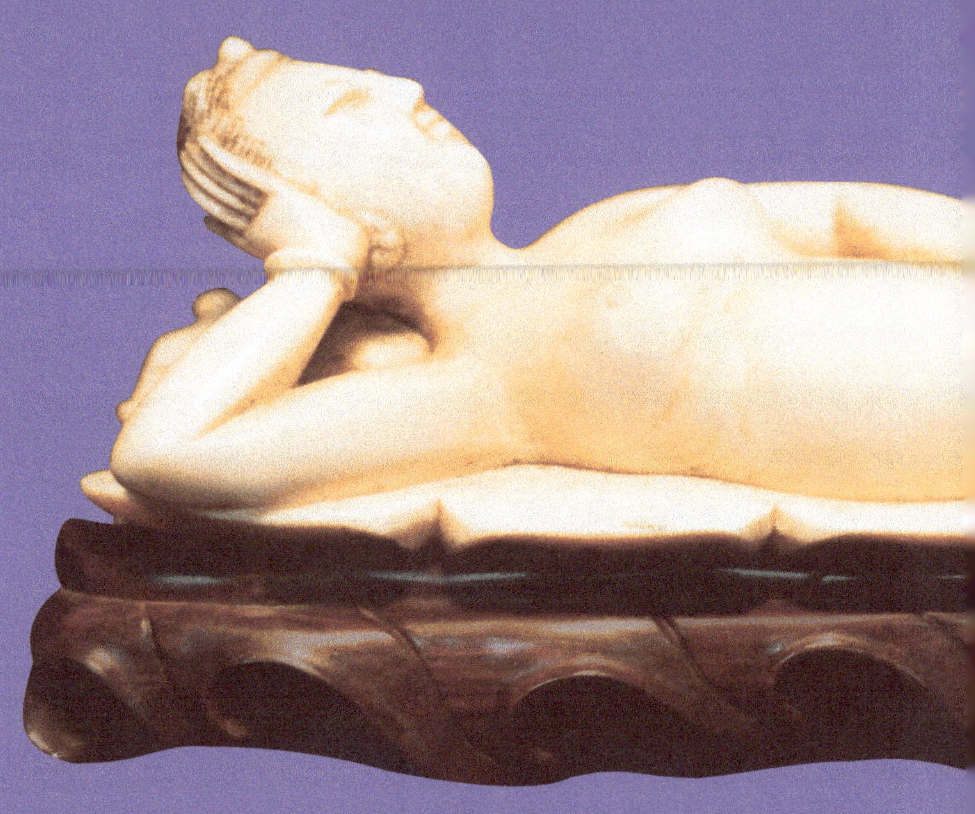

Einen quasi „umgekehrten Pygmalion" haben wir in dem Künstler Kokoschka vor uns. Nach seiner Trennung von Alma erteilt er 1918 der Münchner Puppenmacherin Hermine Moos den Auftrag, eine lebensgroße Puppe nach dem Bild seiner Geliebten herzustellen. In Briefen gibt er Kunstgewerblerin dataillierte Anweisungen zur Verfertigung seines Fetischs. Bei der äußeren Haut aus Baumwollflausch ist ihm die

Chinesische Doktorpuppe

Elfenbein. Anfang des 20.
Jahrhunderts. (Je größer die Brüste
bei diesen Figuren ausgeprägt sind,
um so neuzeitlicher sind sie. Alte
Doktorpuppen zeigen ganz flache
Brüste.)

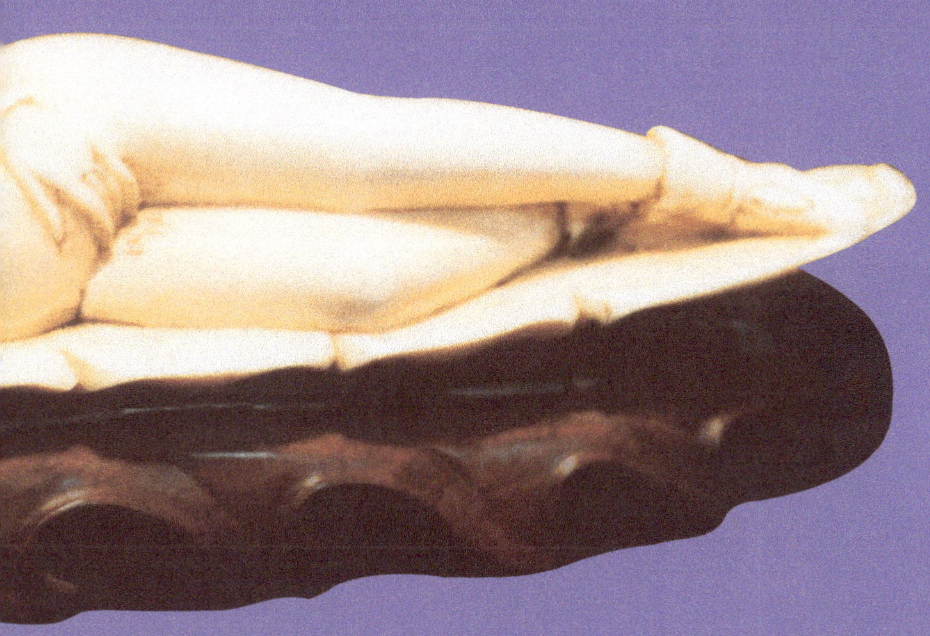

haptische Qualität von
entscheidender Wichtigkeit „Die
Haut endlich pfirsichähnlich im
Angreifen, und nirgends Nähte
erlauben an Stellen, die mich
daran erinnern, dass der Fetisch
ein elender Fetzenbalg ist".

„Bitte machen Sie es dem
Tastgefühl möglich, sich an den
Stellen zu erfreuen, wo die Fett-
und Muskelschichten plötzlich
einer sehnigen Hautdecke
weichen", schreibt er. Auch sollen
die „parties honteuses"

„vollkommen und üppig ausgeführt werden und mit Haaren besetzt sein, sonst wird es kein Weib, sondern ein Monstrum". Denn für ihn handelt es sich um ein „Erlebnis, das ich umarmen muss". Beim Ansehen und Angreifen soll das Weib in seiner Vorstellung lebendig werden.

Neunteiliges Porzellanset
China, 19. Jahrhundert.

Pilz und Muschel als Genital-Symbole
Japan. Biskuit-Porzellan. Meiji-Periode (1868 – 1912).

Was ihm dann schließlich angeliefert wurde, war – ein Monstrum. Kokoschka will nicht wahrhaben, dass er das Unmögliche verlangte: den Zauber des Lebendigen. Die Puppe fand bald danach ein unrühmliches, dadaistisches Ende: Nach einer

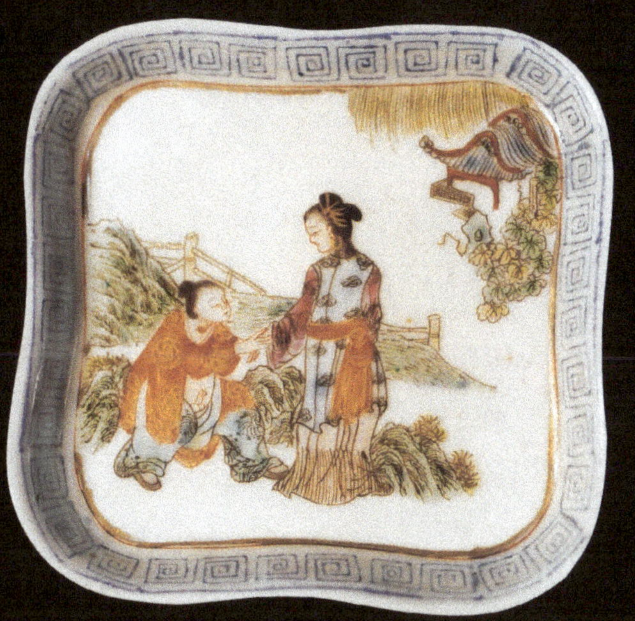
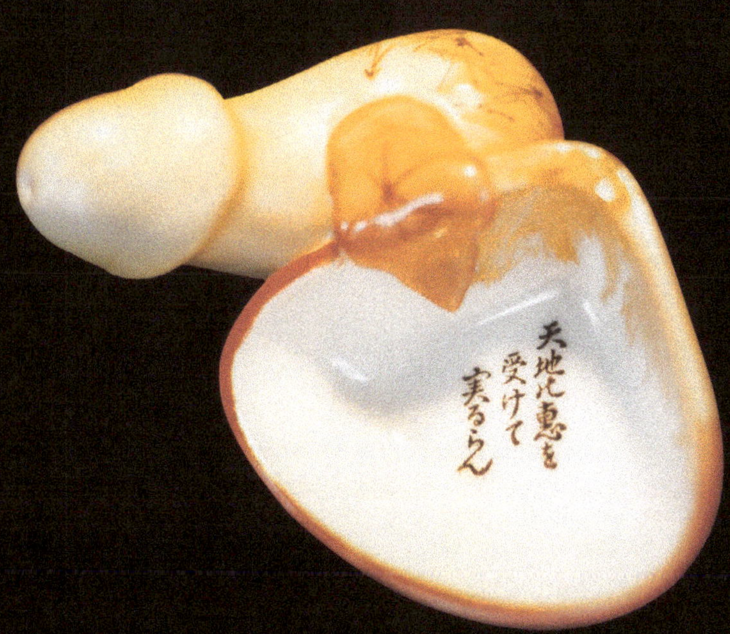
天地此恵を
受けて
実るらん

**Japanische Vase
mit erotischer
Bemalung nach
Eisho**
Um 1920.

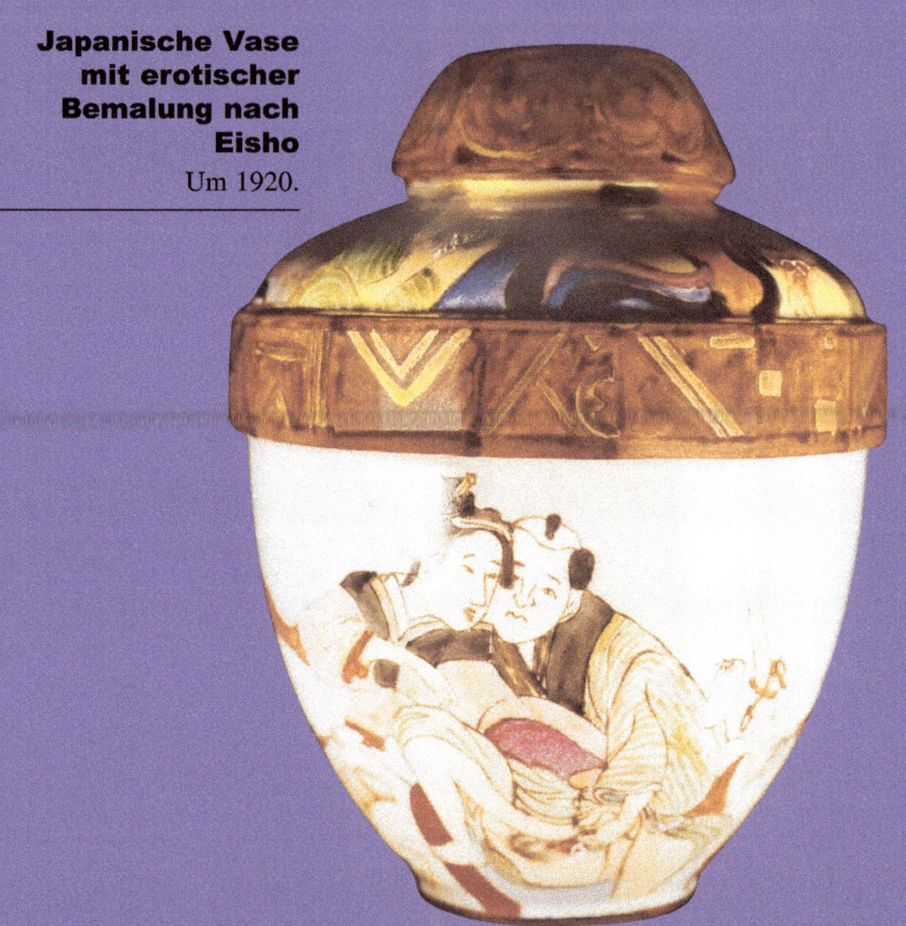

durchzechten Nacht wurde sie mit Rotwein übergossen, geköpft und auf den Müll geworfen.
Wie im Verlaufe der psycho-sexuellen Entwicklung die Genitalien schließlich zum Exekutivorgan der Lust wurden, so wird die Hand zum Exekutivorgan des Tastsinns. Sie wird zum „handelnden" Organ der Aneignung der Welt, zum Medium der Objekt- und Selbsterkennung. Und was dem Kleinkind recht ist, ist dem Philosophen billig: Für Hegel ist Erkenntnis nicht innerhalb der Subjekt-Objekt-

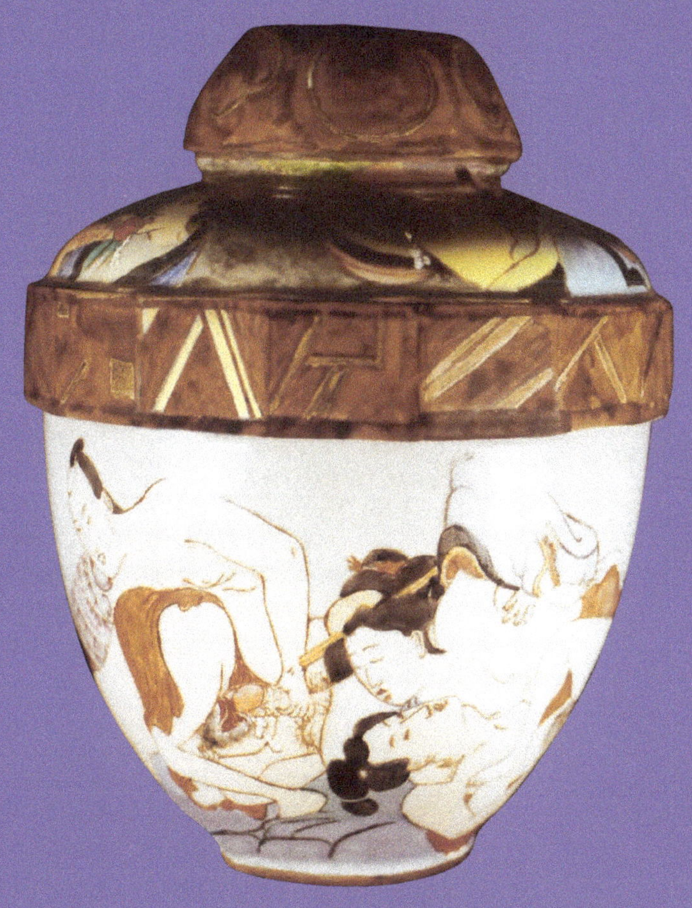

Spaltung zu erlangen, in der das Objekt als etwas vom Denker Getrenntes und ihm Gegenüberstehendes begriffen wird. Um die Welt zu begreifen, muss der Mensch die Welt sich aneignen. Für ihn wie auch für Spinoza, Goethe und Marx ist der Mensch nur insoweit lebendig, als er produktiv ist, als er die Welt außerhalb seiner selbst ergreift, indem er seine eigenen, besonderen menschlichen Anlagen ausdrückt und sich die Welt mit ihrer Hilfe aneignet.

„Der Mensch", sagt Goethe,
„kennt nur sich selbst, insofern er
die Welt kennt, die er nur in sich
und sich nur in ihr gewahr wird.
Jeder neue Gegenstand, wohl
beschaut, schließt ein neues Organ
in uns auf".
In unserer heutigen Welt, die vor
allem als virtuell und medial
vermittelt erscheint, ist aber ein

Japanische Vase mit erotischer Bemalung nach Eisho

Um 1920.

Wirklichkeitsschwund zu
verzeichnen. Nicht nur, dass aus
der „Sicht" des Tastsinns unser
heutiges städtisches Leben
erstaunlich eintönig ist; glatte
Kunststoff-Oberflächen bieten der
Hand wenig
Erfahrungsmöglichkeiten.
Anonyme Vermittlungen zur
Außenwelt, sei es über Television,

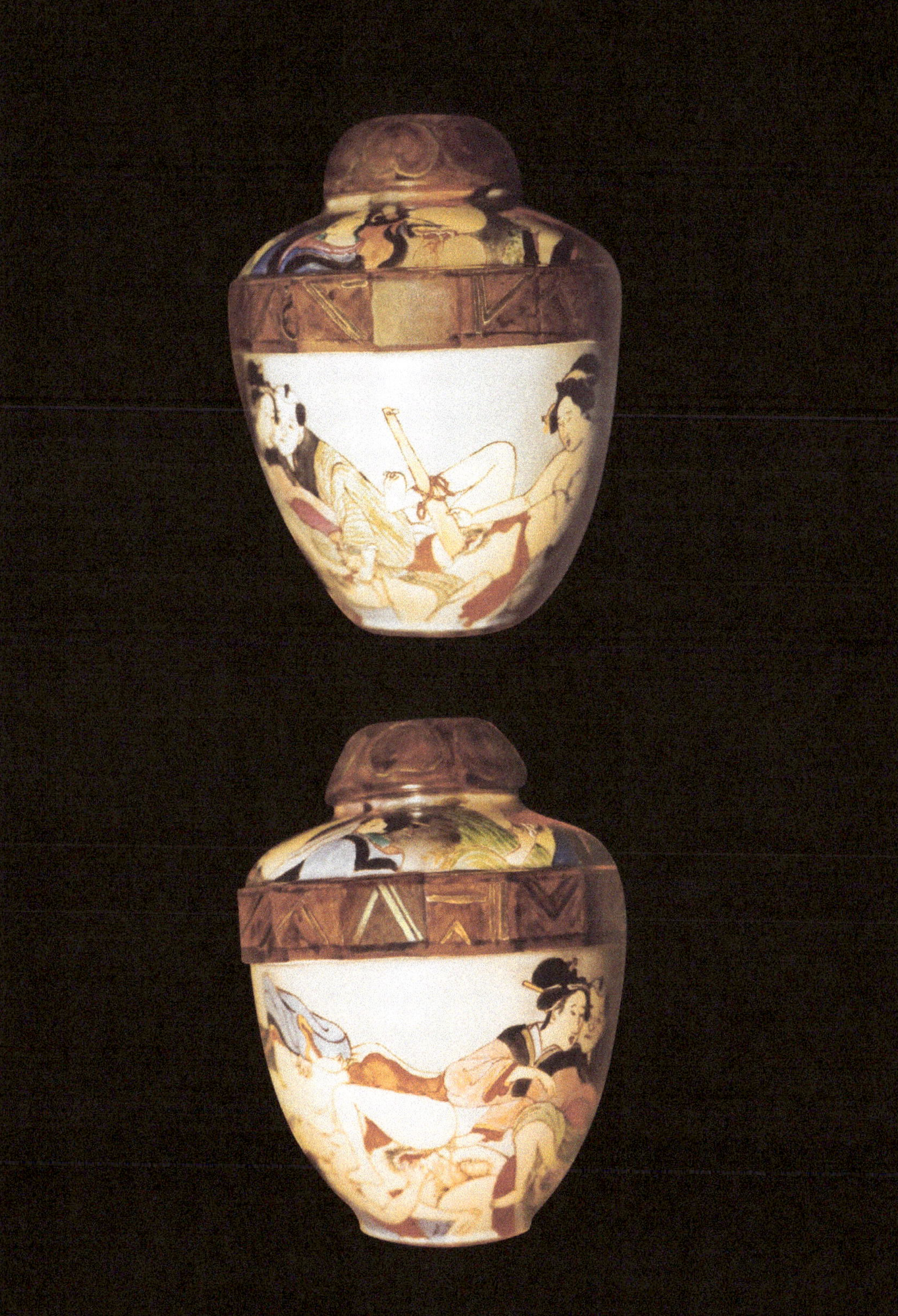

Pfirsich-Schale
von unten: weibliche Genitalien. Japan, 19. Jahrhundert. Der Pfirsich symbolisiert die weiblichen Genitalien.

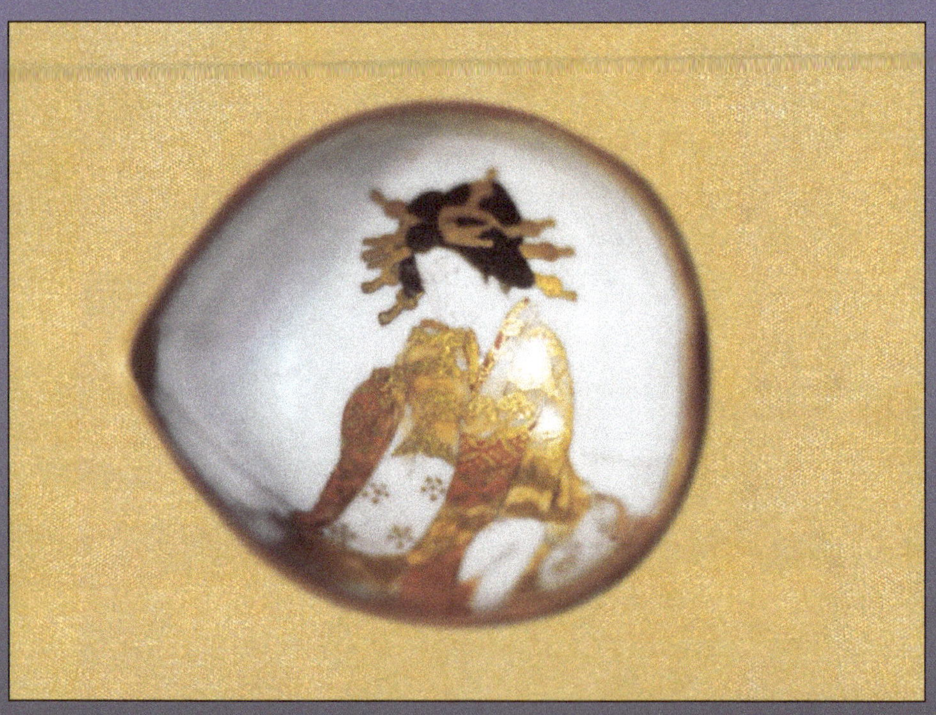

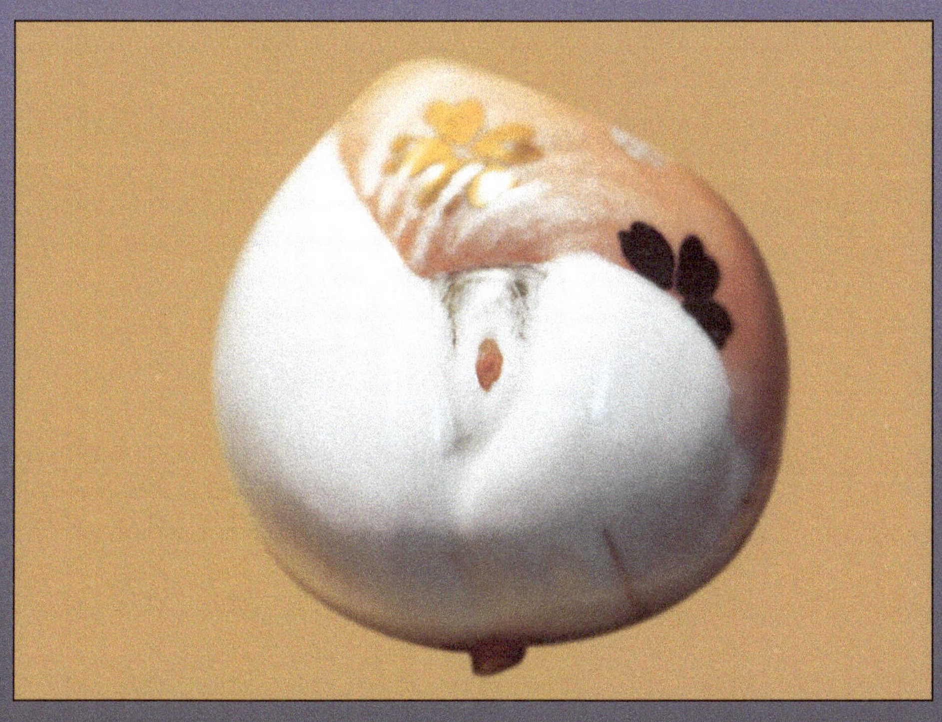

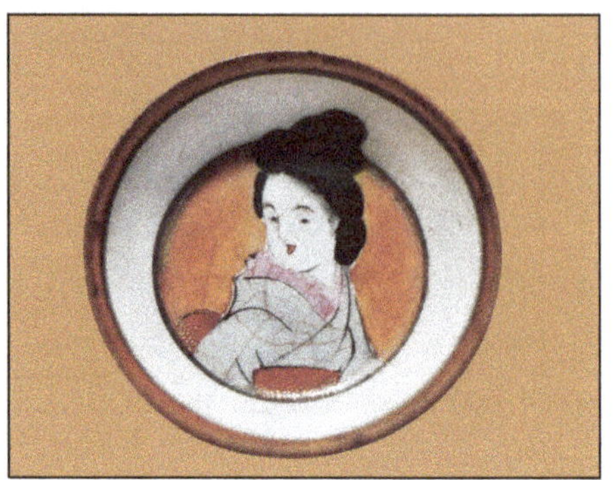
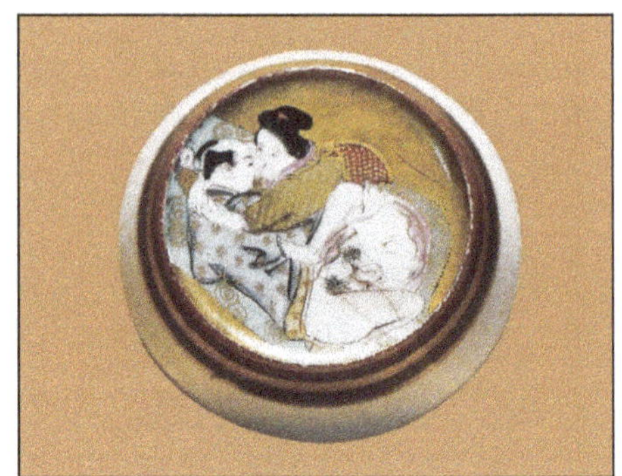

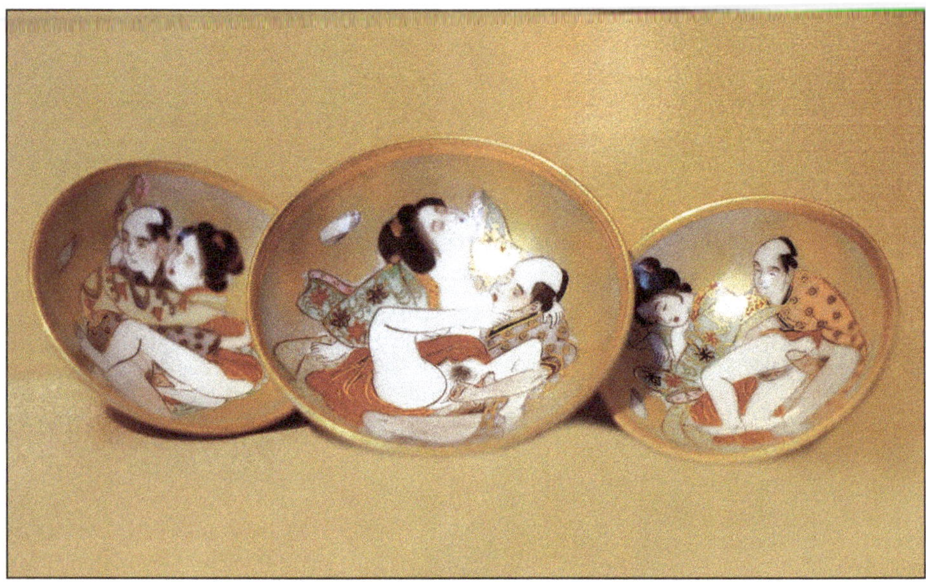

Chaträume o.ä., lassen persönliche Kontakte ausbleichen. Auch die Familie als taktile Gemeinschaft vereist zunehmend.
Unter der hysterischen Debatte über „Kindesmissbrauch" wird jedes Zuviel an Zärtlichkeit sofort suspekt. Das Geständnis einer Mutter, beim Stillen Lust empfunden zu haben, so berichtete eine Meldung aus den USA, führte gar zu einer Anzeige. Insbesondere Kinder, deren

Porzellan-Schälchen

von unten bemalt. Japan, 19.
Jahrhundert.

Drei Porzellanschälchen

Japan, 20. Jahrhundert.

Sake-Schälchen mit erotischer Bemalung

Japan, zeitgenössisch.

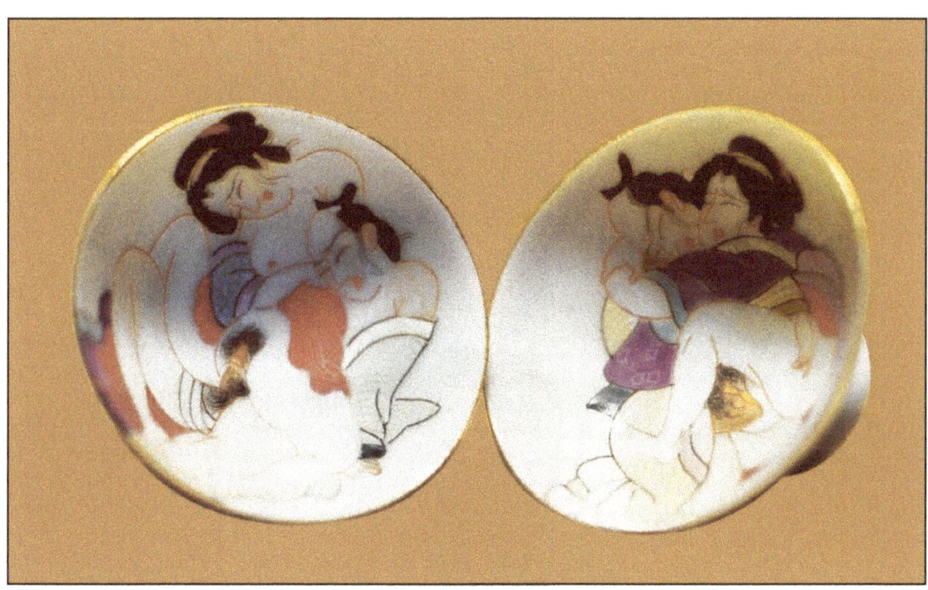

Kindheit vor allem eine Fernseh-
und Großstadt-Kindheit ist, leiden
an Realitätsentzug: Die mangelnde
Möglichkeit, die Welt zu erfahren
und zu begreifen, lässt die Umwelt
zunehmend als unwirklich
erscheinen.

Auch Sexualität erliegt einer
Ausbleichung körperlicher
Kontakte. Allen Ernstes hat im
Zeitalter von Aids doch ein
deutscher Medizin-Professor
Telefon-Sex als risikofreie
Methode empfohlen.

Surasundari

Himmlisches Freudenmädchen.
Neuzeitliche Sandstein-Plastik,
Indien. Typisches Tempelmotiv. Nach
den Vorstellungen vieler Hindus ist
das Paradies mit immer willigen und
unersättlichen Freudenmädchen
bevölkert.

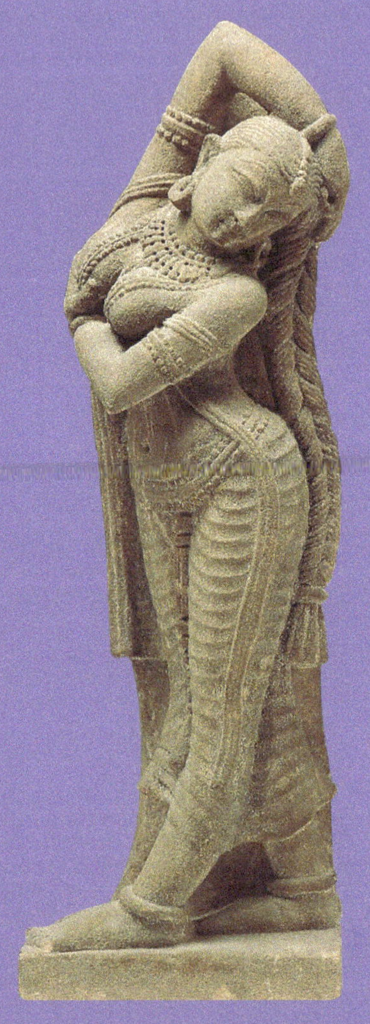

Körperliche Berührungen sind
heute hoch riskant!
Ohnehin wird das Empfin-
dungsvermögen der Nähe in der
westlichen Welt sehr
vernachlässigt und steht sogar oft
unter einem Tabu. Damit wird
eine Entwicklung vollendet, die
in der zivilisatorischen
Entwicklung der westlichen Welt
schon seit Jahrhunderten
angelegt ist. Das 16. Jahrhundert
galt noch als Jahrhundert der
Gerüche, Düfte, Töne und
anfassbaren Körper.
Doch mit der christlichen
Verachtung des Leibes wurde der
Körper zunehmend zum

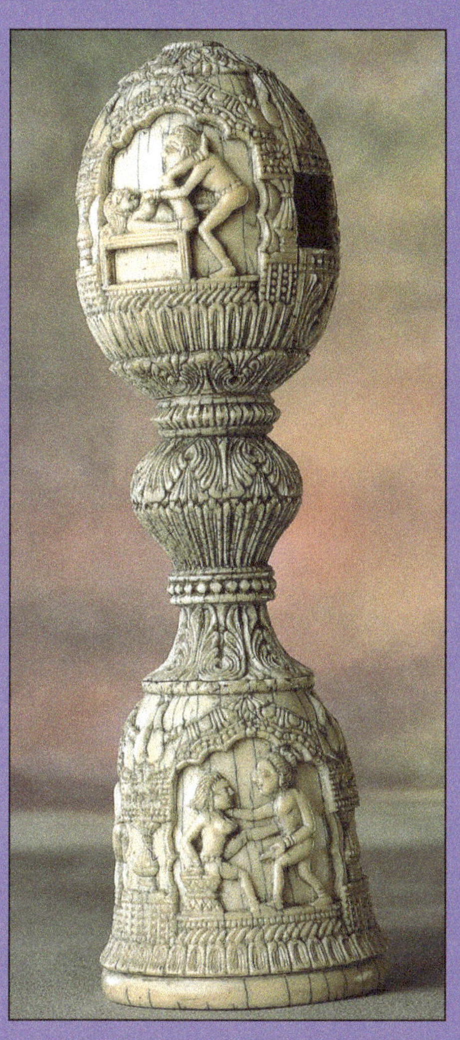

Elfenbeinstele mit Darstellungen aus dem Kamasutra.

Das indische Lehrbuch der Erotik, das Kamasutra, beschreibt eine Vielzahl von Liebesstellungen, von denen hier fünf Positionen dargestellt sind. Anfang des 18. Jahrhundert.

Schweigen gebracht. Körper und Geist stehen im gesellschaftlichen Selbstverständnis getrennt einander gegenüber.
Herbert Marcuse bemerkte, die Zivilisation verlange die Unterdrückung des Näheempfindens, um die Desexualisierung des

Tempeltänzerin
Indien, 19./20. Jh. Vermutlich Teil eines Prozessionswagens.

Organismus zu sichern und „ihn zum sozialen Arbeitsinstrument zu machen".
„Unsere Körper werden als solche immer weniger gebraucht", schreibt Rudolf zur Lippe. „Unsere Glieder dienen immer mehr der Auslösung mehr oder weniger verselbständigter Systeme.

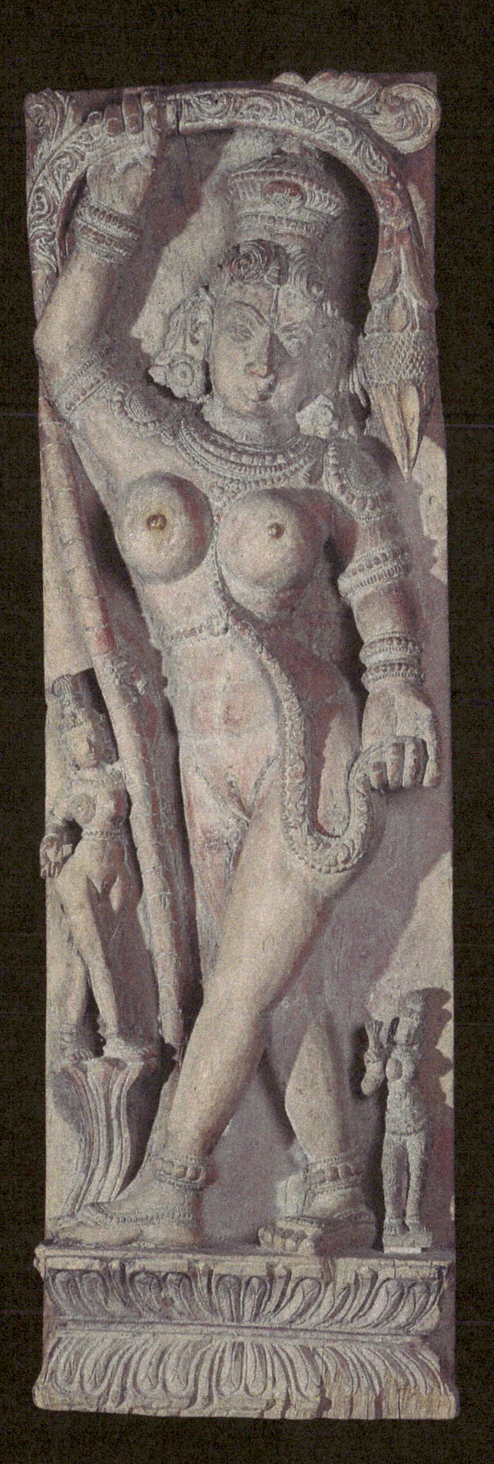

**Nachbildung eines
Tempelreliefs**
Indien, 19. Jh.

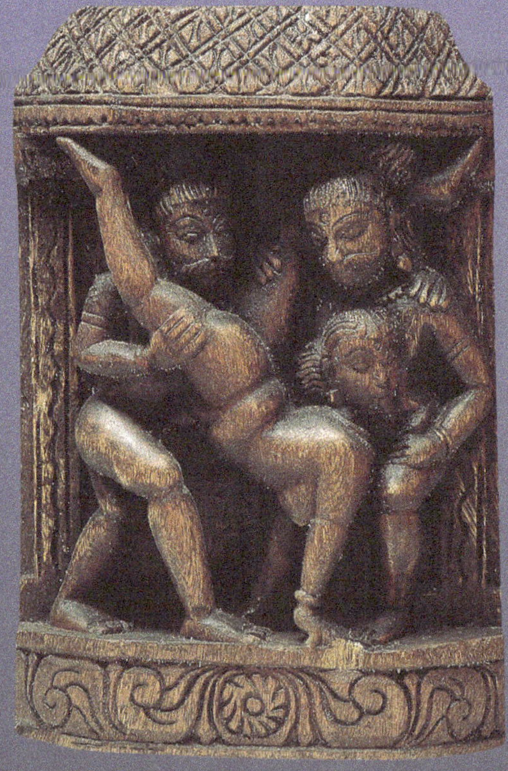

Nachbildung eines Tempelreliefs aus Khajuraho

zum Teil in Speckstein geschnitten.

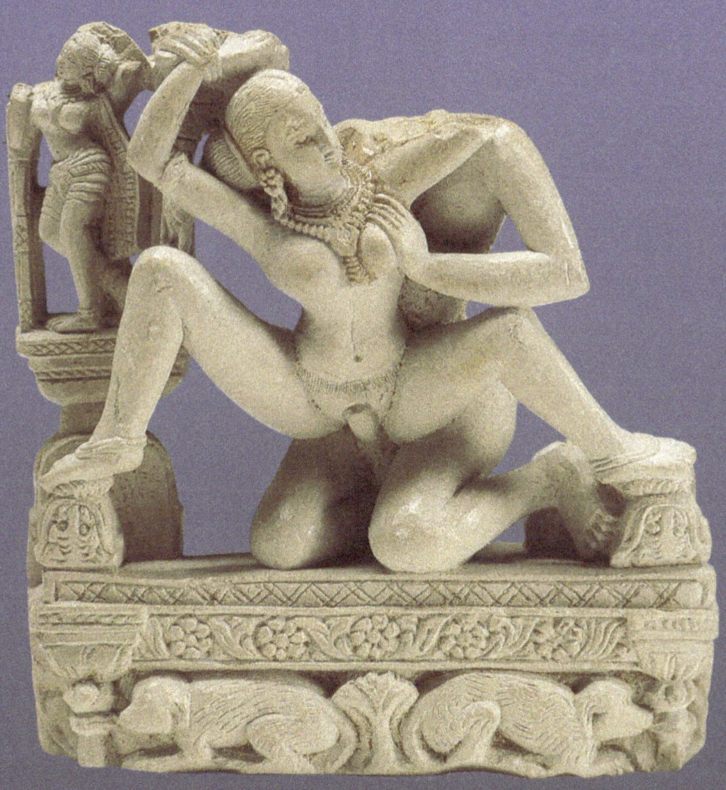

Kultgefäß

Peru, Moche-Kultur, 4.-9. Jh.
n. Chr. Tongefäß, Kopie,
Original im Nationalmuseum
für Anthropologie und
Archäologie in Lima.

Liebespaar

Mexiko, Replikat nach
einem Motiv aus dem 18. Jh.

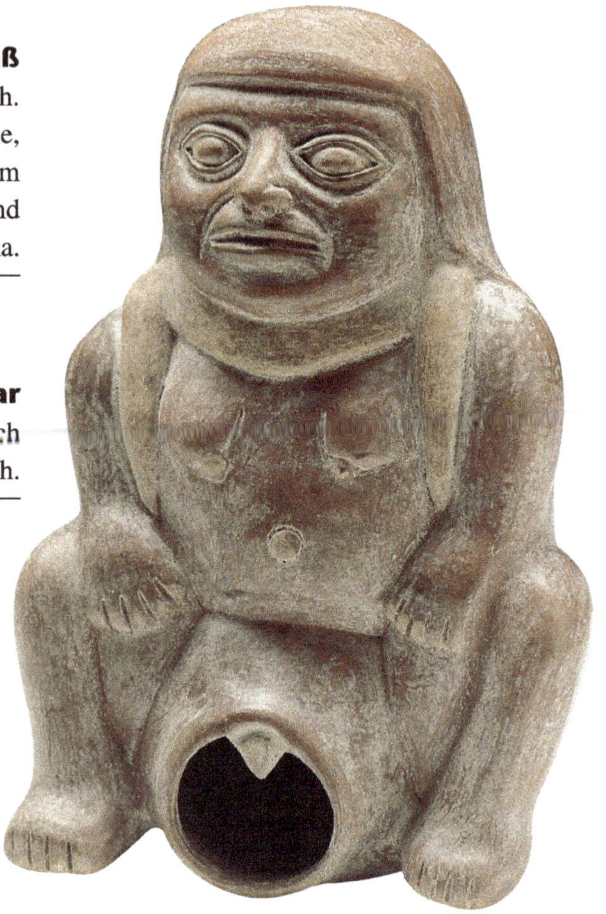

Unsere Leiber sind immer öfter
und immer eindeutiger nur noch
der Träger des einsam
arbeitenden Kopfes oder anderer
auf Unabhängigkeit gedrillter
Teilsysteme wie vor allem der
Arme und Hände".

Eine der großen negativen
Errungenschaften des
Christentums ist, dass es die
Freude am Berühren zur Sünde
machte. Im Gegensatz
insbesondere zu den Kulturen
Asiens, aber auch anderen, z.B.

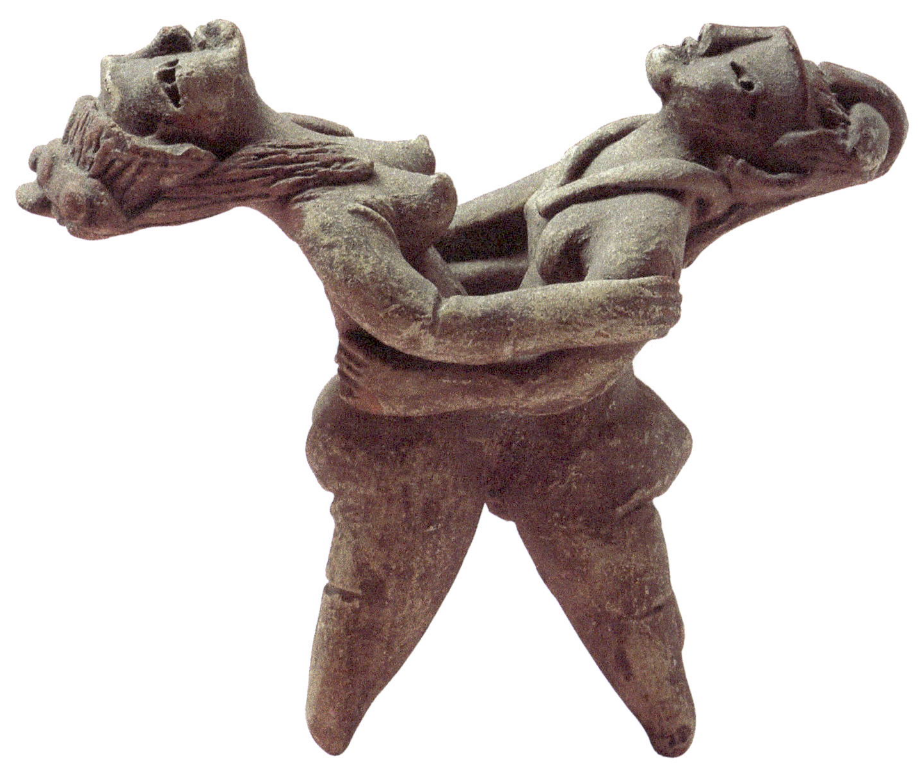

afrikanischen, ist in Europa
kaum je die Physis der Menschen
als Medium der Entfaltung
kultiviert worden.

Liebespaar
Mexiko, Replikat nach
einem Motiv aus dem 18. Jh.

Flötenspieler
Mexiko, zeitgenössische
Arbeit.

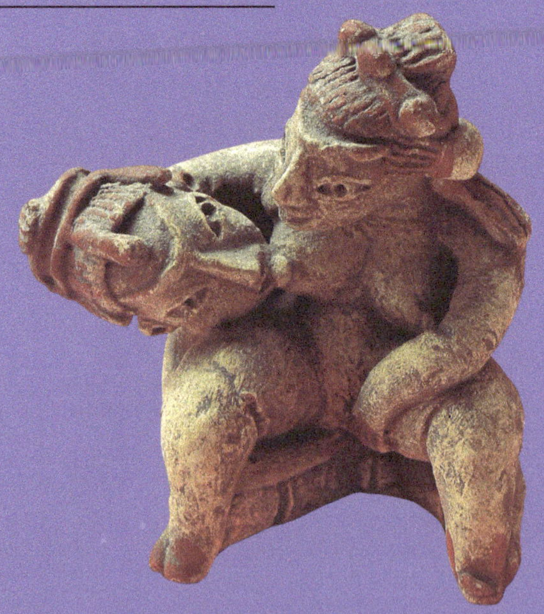

Der Berührungshunger, der aus
diesem Entzug entsteht, findet
seinen Niederschlag u.a. in den
Texten zeitgenössischer Pop-Songs.
„Touch me", singen die Doors, und
„touch" ist wohl der meistgenannte
Topos unter den Top-Hits. „Songs
That Touch Your Heart!" In der
Song-Zeile "I hungered for your
touch", gesungen von Nat King
Cole, verbindet sich das taktile
Verlangen gar mit einem
ursprünglich oralen. Montagu
sieht in der Rock- und Pop-Musik

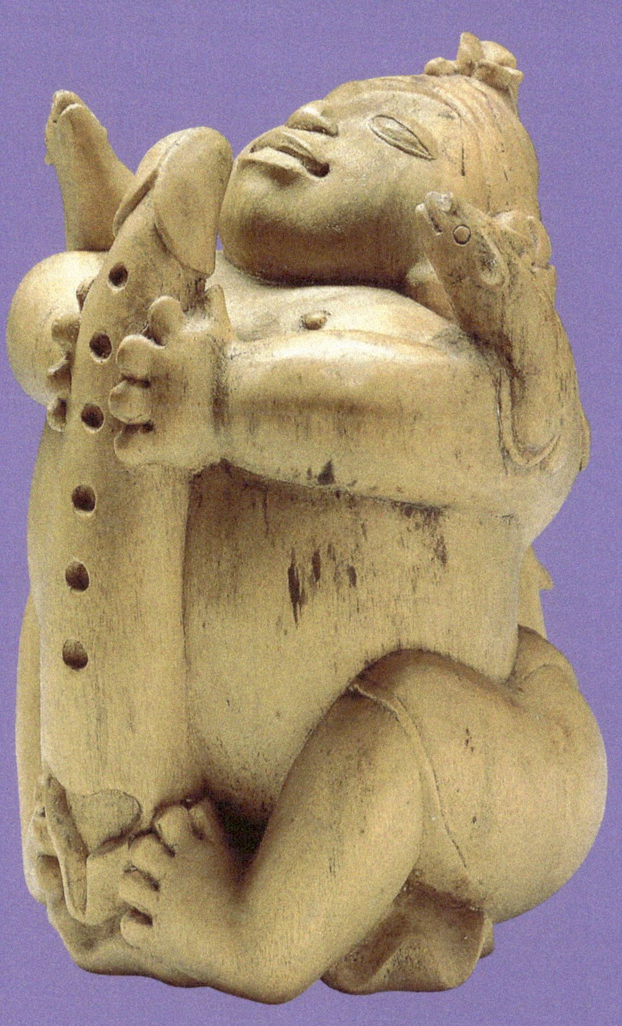

unserer Tage, zu der man sich im
Rhythmus einer
ohrenbetäubenden Musik bewegt,
einen auditiven Ersatz für
primäres taktiles Erleben; eine
Reaktion auf den Mangel früher
taktiler Anregungen.

Der Wert taktiler Erfahrung für den Menschen kann nicht genug hervorgehoben werden. Die entscheidende Form im Umgang mit den Dingen kann nichts anderes sein als die Berührung.

Erotische Holzplastik
Afrika, Arbeit der Makonde in Tansania.

Gesichts- und Bauchmaske der Makonde
Afrika.

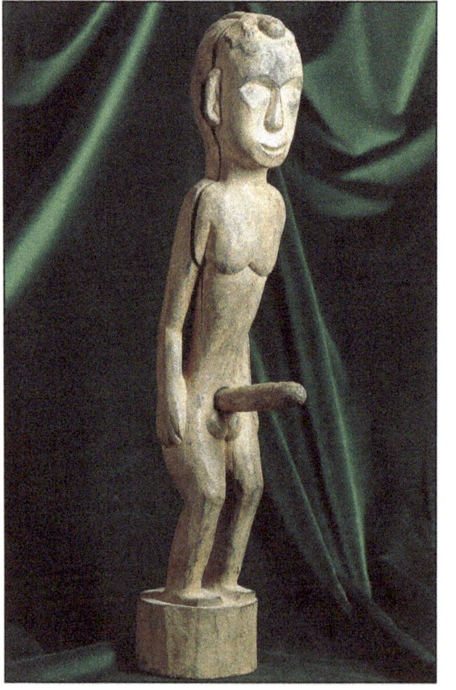

Darum darf man die Hand des Sammlers, der ein erotisches Objekt gefunden hat, glücklich nennen.

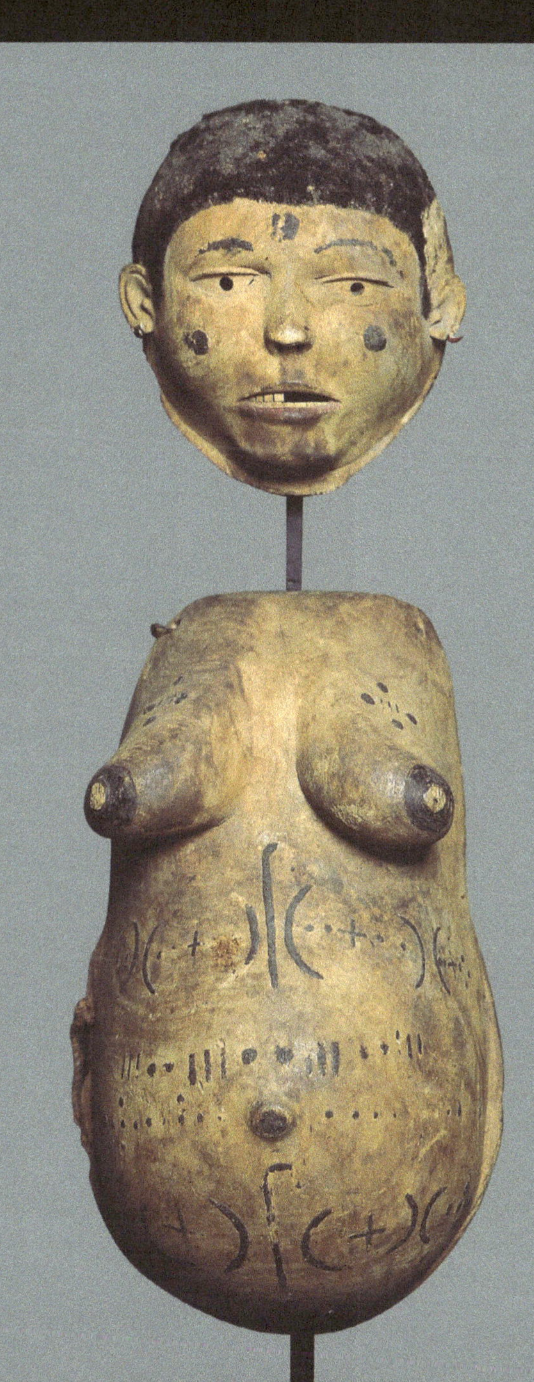

**Schlangen-
Beschwörung**
Afrika, Ebenholz.
Zeitgenössische Arbeit

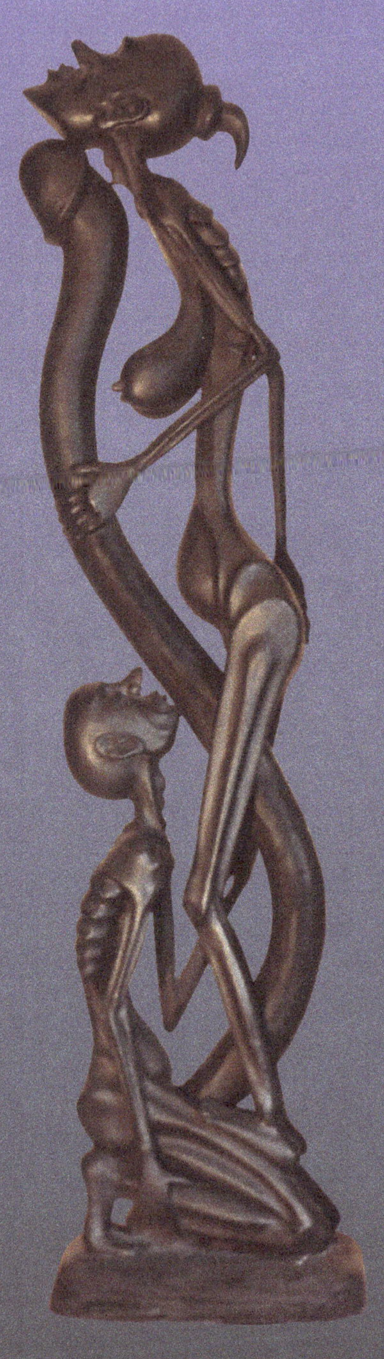

Akrobatischer Akt
Ebenholz, afrikanisch.

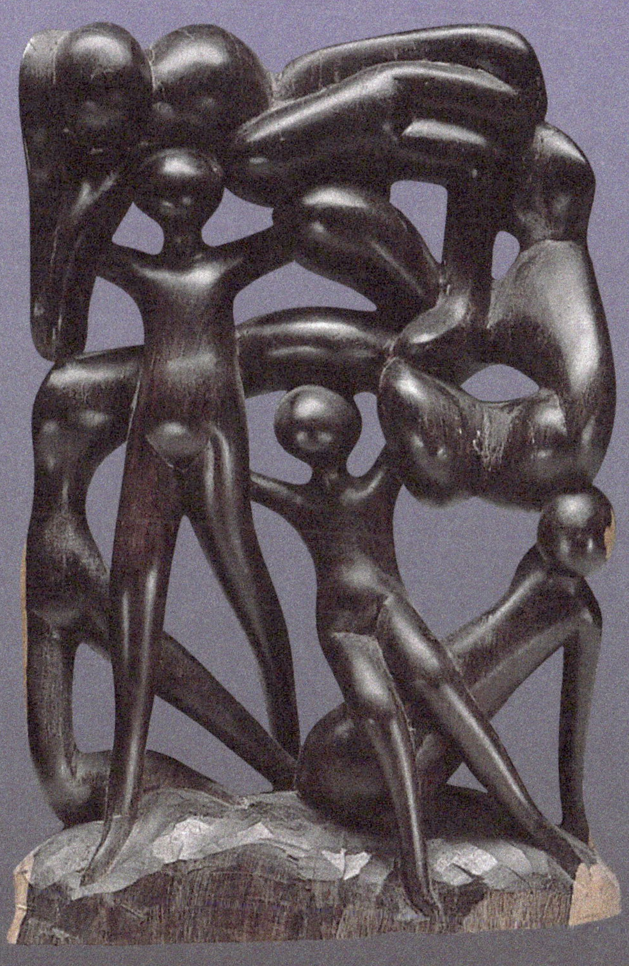